JN298713

記憶と精神療法
内観療法と回想法

編　著

川原　隆造 鳥取大学教授

黒川由紀子 大正大学教授

兼子　幸一 鳥取大学

株式会社 新興医学出版社

編著者

川原　隆造	鳥取大学医学部精神行動医学・教授
黒川由紀子	慶成会老年学研究所・所長 大正大学大学院・教授
兼子　幸一	鳥取大学医学部精神行動医学

執筆者

橋本　章子	信州大学医学部研究科社会医学系大学院地域医療情報学
一丸藤太郎	神戸松蔭女子学院大学・教授
王　　紅欣	鳥取大学医学部精神行動医学
貫名　　秀	鳥取大学医学部精神行動医学
溝部　宏二	鳥取大学医学部精神行動医学
松田　　修	東京学芸大学カウンセリング教室・助教授
東間　正人	金沢大学大学院医学系研究科脳情報病態学
寺田　整司	岡山大学医学部・歯学部附属病院精神科神経科・助手
黒田　重利	岡山大学大学院医歯学総合研究科精神神経病態学・教授

（執筆順）

序

　昨今の記憶と学習の神経機構に関する研究にはめざましいものがある。これらの生物学的研究成果が精神の発達や精神症状の発症とその治療機序の解明に今後大きな貢献をするものと思われる。治療構造度の高い内観療法は心理療法の生物学的研究に適した格好の治療モデルとなろう。内観療法，回想法，精神分析療法はそれぞれ治療の枠組みは異なるが，過去に学習され体験されたことやそれにまつわる記憶を回想し人生を再検討し問題解決の糸口を見出そうとする精神療法である。本書は記憶と精神療法についてまとめた本邦初の成書である。

　本書は2003年10月10日-12日，米子コンベンションセンターで開催された第1回国際内観療法学会・第6回日本内観学会のシンポジウムⅡ「内観療法と回想法—記憶と精神療法」（座長：黒川由紀子大正大学教授，溝部宏二鳥取大学講師）を主軸にし，それに大会会長講演（座長：越野好文金沢大学教授）とランチョンレクチャー（座長：黒田重利岡山大学教授）を加えて編集したのもである。

　内観療法と回想法を比較すると，前者がエピソード記憶の中の関係性に重きを置き回想するのに対して，後者はエピソード記憶そのものを回想するものである。内観療法の基本構造である内観3項目を回想することによって認知の変化と情動・基点の変化が起こる。認知の変化については，「事実の再認識」から始まりこれまでの自己に対する解釈の再検討や世界に対する意味付けの再検討「解釈・意味づけの再検討」が行われる。後述の他者視点や我執からの解放などの基点の展開のもとで「合理的認知」を修得し，「自己発見」に至る。情動・基点の変化については，まず「お世話になったこと，して返したこと」を内観することにより情動体験のひとつ「恩愛感」が生じる。近親者を他者として一個の人格を持った個人として自己との関係性を見ることにより「他者の認識」が可能になる。いっぽう「迷惑をかけたこと」を内観することにより近親者ならびに周囲の人たちに多くの迷惑をかけた具体的な事実を回想し，もう一つの情動体験「自責感」が生じる。そこで症状・病理の根源である我執を認識し「我執からの解放」を模索し「自己発見」への道をたどることになる。

　認知の修正の面では橋本によると，内観療法は認知図式の質的転換を介し内観療法の目指す「あるがまま」を受け止める過程である。内観療法は眠っている個体側に準備された自己調整力や自己成長能力を活性化させるものであるとしている（第2章：岡崎国立共同研究機構　橋本章子特別共同利用研究員「認知機能にあらわれる内観療法の効果」）。

　情動・基点の変化の面では一丸によると，内観療法での人生の回顧は精神分析の立場からみると「マゾヒズム」として概念化された態度そのものであるといってよい。正常で成熟していくマゾヒズムは罪悪感と共に愛された感覚を持つことが重要であるという。また内観療法では過去の対人関係上の出来事を生き生きとヴィヴィッドに情動をともなって回想することに意味があり，このことは人生を再構成し意味あるものとして創造していくのであるとしているとしている（第3章：神戸松蔭女子学院大学　一丸藤太郎教授「内観療法の治療機制—精神分析の立場から」）。

　回想法について松田によると，高齢者にとって過去を回想することはそれまで生きてきた人生を整理し，アイデンティティーの確認を行う重要な心理過程であると考え心理療法として発展してきた。

回想のもつ治療的意味は ① エピソード記憶の想起にともなう情動の再体験，② 過去の体験の今日的視点からの解釈，③ 熱心に傾聴する聞き手の存在，④ グループ内に情動を共有する他者の存在（第5章：東京学芸大学　松田修助教授「回想法と記憶」）をあげている。回想法は高齢者に限らず全ての年齢層を対象に応用できる心理療法であると考える。

内観療法では心理的展開が段階的に展開する。全般的な心理的展開を導入・模索期，始動・抵抗期，洞察・展開期，定着・終結期の4段階に（村瀬），また認知の面に着目すると依存攻撃的認知，日常的認知，内観的認知と段階的に進展する（長山）。集中内観7日間の不安レベルをSTAIで測定すると状態不安レベルは集中内観初日から7日まで有意に漸減するのに対して，特性不安は集中内観5日目から有意な低下を示す。そこで集中内観と回想法を3日間ずつ行い，回想のテーマ以外を同一の治療構造と技法で被験者にブラインドで行ったところ，後者の方が有意に不安の軽減，精神的活性化，自尊心と積極的心性の向上を認めたのに対して，前者ではこれらの変化はなく逆に高い自責感を感じる傾向を認めた。従って内観療法の前段階として回想法を取り入れることは治療的に意味あることであろう（第4章：鳥取大学　王紅欣大学院生「回想法と内観療法」）。

内観療法と回想法は記憶をたどり精神の安定をはかる精神療法で，内観療法と回想法はともに不安障害に対する有用性の高い療法である。記憶・学習と不安について論述した東間によると，条件反射理論から不安障害の不安および恐怖はエピソード記憶に関与する側面と条件反射に関与する側面をもつ。扁桃体は条件刺激と無条件刺激の連合の記銘と保持に関わる部位で，コンテクストによる条件付けには海馬の関与が考えられる。さらに条件付けの消去つまり不安障害の治癒過程には前頭葉機能が関与している可能性があると考えられる（第6章：金沢大学大学院　東間正人医師「精神医学と記憶―不安はなぜ起こる」）。

高齢化社会が急速に進み保健・医療・福祉の面での国の施策は徐々に充実しつつある。その中で痴呆の原因究明と治療法の研究開発は進展著しい状況にある（第7章：岡山大学大学院　寺田整司助手「老年期の精神疾患―特に痴呆性疾患に焦点をあてて，最近の研究動向を中心に」）。痴呆における記憶・学習の崩壊の機序とその修復の機制が解明されることは，精神の発達や精神症状の発症とその治療機序の解明にもつながるもので，この方面の研究にも注目すべきものと考える。

記憶と精神療法という切り口で内観療法と回想法について論述されたのが本書である。本書が両心理療法の今後の発展に貢献し，心理療法として広く用いられることを願うものである。本書の執筆に携わって頂いた諸先生, 編集にご尽力頂いた新興医学出版社　服部治夫氏に深く感謝の意を表します。

平成16年2月18日

大山（伯耆富士）の冠雪を眺めながら　　川 原 隆 造

目　次

序 i

第 1 章　関係性の回想法—「内観療法」を展望して— 1
Ｉ．内観療法の歴史と理念 1
　　1．内観療法の歴史 1
　　2．内観と浄土思想 2
Ⅱ．内観療法の特徴 3
　　1．回想の限定と内観療法の種類 3
　　2．集中内観の治療構造と技法 4
Ⅲ．内観療法の臨床 6
　　1．内観療法の適応と治療効果 6
　　2．併用療法について 7
　　3．短期集中内観 7
Ⅳ．内観療法の心理的展開 8
　　1．認知の修正と情動と基点の変化 8
　　2．回想の内容と懺悔心・良性の退行 9
Ⅴ．他の心理療法との関係 11
　　1．各種精神療法の時間と空間の関係 11
　　2．各種精神療法との比較 11
Ⅵ．おわりに 15

第 2 章　認知機能にあらわれる内観療法の効果 18
Ｉ．はじめに 18
Ⅱ．脳の成熟と可塑性 19
　　1．野生児及び社会生活隔離児 20
　　2．脳の可塑性 21
Ⅲ．社会化と認知機能の役割 21
　　1．認知機能とは 21
　　2．視覚的な注意 23
　　3．顔の表情認知と情動処理 23
　　4．子供の能力の発達 25
Ⅳ．内観療法 26
　　1．内観療法の前提 27

2．内観準備段階 ·· 27
　　3．内観療法段階 ·· 28
　Ⅴ．まとめ ·· 30

第3章　内観療法の治療機制─精神分析の立場から─ ················ 32
　Ⅰ．はじめに ·· 32
　Ⅱ．精神分析における回想 ·· 32
　Ⅲ．あるアルコール依存症者の回想 ·· 34
　Ⅳ．内観療法の治療機制 ·· 35
　Ⅴ．おわりに ·· 37

第4章　回想法と内観療法 ·· 38
　Ⅰ．はじめに ·· 38
　Ⅱ．回想法と内観療法の比較 ·· 38
　　1．歴史 ·· 38
　　2．基本構造 ·· 39
　　3．適応 ·· 39
　　4．治療効果 ·· 39
　　5．情動変化 ·· 40
　　6．分類 ·· 40
　Ⅲ．内観療法の基本構造と回想法のライフイベントの比較 ················ 41
　　1．対象と方法 ·· 41
　　2．評価尺度についての説明 ·· 42
　　3．結果 ·· 43
　Ⅳ．考察 ·· 46
　　1．2つの精神療法の治療目的 ··· 46
　　2．2つの精神療法に見られる抵抗 ······································· 47

第5章　回想法と記憶 ·· 49
　Ⅰ．はじめに ·· 49
　Ⅱ．回想法とは ·· 49
　　1．回想と回想法 ·· 49
　　2．回想の持つ治療的意味 ·· 50
　Ⅲ．痴呆性高齢者に対する回想法の実際 ·································· 51
　　1．痴呆性高齢者に対する回想法 ·· 51
　　2．回想法の基本的枠組み ·· 51
　　3．参加者の基本情報の収集 ·· 53

Ⅳ．痴呆性高齢者の回想を促すには……………………………………………………54
　1．認知障害の個別理解の重要性……………………………………………………54
　2．認知機能評価の方法………………………………………………………………54
Ⅴ．回想を促す働きかけの工夫…………………………………………………………56
　1．グループ回想法の経過と回想を促す工夫………………………………………56
　2．事例紹介……………………………………………………………………………61
Ⅵ．おわりに………………………………………………………………………………64

第6章　精神医学と記憶─不安はなぜ起こる─……………………………………66
Ⅰ．はじめに………………………………………………………………………………66
Ⅱ．記憶とは何か…………………………………………………………………………66
Ⅲ．精神症状は，記憶のたまもの？……………………………………………………68
Ⅳ．不安と恐怖は，条件反射によって生じる？………………………………………69
　1．条件反射とは何か…………………………………………………………………69
　2．恐怖をおこす条件反射……………………………………………………………69
　3．はたして，人間の不安や恐怖は，恐怖条件づけによっておこるといっていいのか？………70
　4．もう一つの恐怖条件づけ：コンテクストによる条件づけ……………………71
　5．人間の恐怖条件づけ─不安障害の不安とコンテクストによる条件づけ─…72
Ⅴ．恐怖条件づけの神経機構……………………………………………………………74
Ⅵ．前頭葉が恐怖と不安を和らげるのか？……………………………………………75
Ⅶ．恐怖・不安の形成は，シナプスでおこる？………………………………………76
Ⅷ．脳細胞の中の物質が恐怖と不安を形成する………………………………………76
Ⅸ．まとめ…………………………………………………………………………………78

第7章　老年期の精神疾患
　　　　　─特に痴呆性疾患に焦点を当てて，最近の研究動向を中心に─…………80
Ⅰ．はじめに………………………………………………………………………………80
Ⅱ．アルツハイマー病……………………………………………………………………80
　1．アルツハイマー病の発病率………………………………………………………80
　2．アルツハイマー病の診断…………………………………………………………80
　3．アミロイドカスケード仮説………………………………………………………81
　4．最近のトピックス…………………………………………………………………81
　5．βセクレターゼとγセクレターゼ……………………………………………82
　6．アミロイドワクチン………………………………………………………………83
　7．FTDP-17……………………………………………………………………………83
　8．タウ蛋白のアイソフォーム………………………………………………………84
　9．アルツハイマー病に関するその他の話題………………………………………85

III．血管性痴呆 ·········86
1．頻度および診断の難しさ ·········86
2．治療 ·········86

IV．レビー小体型痴呆 ·········86
1．レビー小体型痴呆とは ·········86
2．疫学 ·········87
3．診断 ·········88
4．診断基準以外の症候 ·········89
5．検査所見 ·········89
6．治療 ·········90

V．おわりに ·········90

Q & A ·········92

あとがき ·········97

索引 ·········99

第1章 関係性の回想法 ―「内観療法」を展望して―

　日本の文化風土の中で創られ育てられた内観療法は単純であるが，脆弱な自我も包みこむような治療構造をもった心理療法で適応範囲も広い。この心理療法を開発した吉本伊信によると，1936年（昭和11年）ころ本邦の医学及び社会福祉界で活躍した富士川遊の『内観の法』[3]にヒントをえて，内観法の創案作りに着手した。富士川の内観には，自分の心を深く調べることを勧めてはいるものの，具体的な方法は示されていなかったとのべている[33]。

　そこで吉本は内観法の前身である「身調べ」の脱宗教化と簡易化を試み，『内観法』を1941年（昭和16年）ころ考案した[33]。まず矯正施設でその効果が確認され，その後家庭・学校・職場の精神衛生の面にも応用された。1968年（昭和43年）吉本は内観3項目を発案し，関係性を回想する画期的な心理療法である内観療法を完成させた[12]。

　内観療法の背景には日本人の人間関係や文化に関係する仏教哲学がある。従って極めて東洋的心理療法であるが，普遍性も備え欧米のクライエントに受け入れられつつある。まずは内観療法の歴史，本心理療法と日本浄土思想との関連についてのべる。

I．内観療法の歴史と理念

1．内観療法の歴史

　吉本が内観3項目つまり，「お世話になったこと」「お返ししたこと」「ご迷惑をかけたこと」を発案したのは約30年前のことである。この卓越した着想により内観が心理療法として確立されたので，その意義は極めて大きいものがある。吉本の熱心な活動とその成果は医学会からも注目されるところとなった。吉本は1968年に岡山大学と慈恵医科大学精神科で内観法に関する講演を行い，岡山大学の故奥村二吉教授はいち早く内観法を大学病院の精神科治療に取り入れた。1971年には九州大学医学部心療内科と広島大学医学部精神科で，1974年に鳥取大学医学部精神科で，1978年に大阪大学医学部精神科で講演した[11]。

　1978年に竹元隆洋・指宿竹元病院院長（現日本内観学会会長）と三木善彦・神戸松蔭女子学院大学教授（現日本内観学会副会長）により日本内観学会が創設された。この学会で内観療法の有効例が多数報告され，広範な適応を持つことが確認された。

　1991年に石井光・青山学院大学教授（現日本内観学会副会長）が内観国際会議を開催し，その後3年毎に日本と欧州で開催し欧州への啓蒙普及に貢献している。

1998年には日本内観医学会が医療の分野での活用と，内観療法の効果・適応・治療機序などに関する研究を目的に創設された。2002年8月世界精神医学会横浜大会で日本内観医学会の企画により5つの一般演題の発表，シンポジウム「内観療法の国際化に向けて」[15]とワークショップ「内観療法：日本文化の中で発案された」[16]が持たれ諸外国の多くの方々の関心を集めた。その時，国際内観療法学会発起人代表　巽　信夫信州大学助教授の下に20名の内観関係者が協議を行い，2003年10月米子市で第1回国際内観療法学会が第6回日本内観医学会と同時開催されることになった。

　中国では1992年第7回華東地区精神医学大会（上海）で内観療法が紹介され，1993年には上海精神衛生中心に内観療法室が設置された。中国全土で総合病院（3箇所）及び精神病院（2箇所）で内観療法が適応され，既に多くの研究報告がなされている。韓国では2002年10月に「韓国内観学会（会長朴璉鎬）」が結成され，既に学術活動や日本との交流も始まっている。

2．内観と浄土思想

　内観療法が浄土真宗の精神修養法「身調べ」に由来していることから内観療法の理念は浄土思想に負うところが大きい。ここで浄土真宗の祖師親鸞上人の人間観について触れてみたい。親鸞上人は結婚し子供をもうけ庶民と苦楽を共にし，人間の本質を直視し独自の思想体系を打ち立てた方である。親鸞上人は浄土門の始祖たちと同じように，人は総て凡夫であるとの視点から出発している。人は自己中心的欲望に囚われ，真理を知らない愚か者であるとの認識である。上人は人間一般を偉そうに批判したのではなく，自らをも含め絶望的に悲嘆し自力では救われないことを悟り，他力思想を体系化したと言われている[12]。

　内観療法により人は「己の小さな存在や周囲に生かされて生きてきたことに気づき，それにも拘わらず自己中心的欲望にとらわれ周囲に迷惑を掛けて来たこと」を認識する。つまり内観の過程で己が如何に周囲に生かされて来たかを改めて認識する。この心理的展開は他力思想の説く境地にも通じるものがある。また内観者は我執からのとらわれから脱し大自然の中に身をまかす心境に到達するが，これは空の思想に通ずるものと考えることができる（図1A）。

　図1Bは浄土思想と非内観3項目との関係を示したものである。凡夫である人は他者に対して絶対的な慈悲心を持って接することは到底不可能であるとの認識である。従って，他者に対する善意には作為的自己欺瞞（自力作善）が潜在する。そのため吉本は，人が他者のためにお世話することはあり得ないと判断し「お世話したこと」を内観から除外している。筆者が吉本に内観の面接を受けたとき，お世話したことは何故テーマにないのかとの私の質問に「人は心の底から他人にお世話することはできない」と説明されたことを思い出す。また人は元来煩悩具足，あらゆる事を自己中心的視点から見るため，「迷惑を掛けられたこと」は際限なく過大視し他者への攻撃をあらわにするであろう。いっぽう「返して頂いたこと」は過小評価し他者への不足・不満が顕著になるであろう。後でふれるが，つまり依存攻撃性の増大につながるものと思われる。これらの3つの項目は内観者の我執と煩悩を深め無明の深淵に迷い込むことになるものと思われる。従ってこれらを外観として禁止することが，真の自己発見へ通じるものと考えたのであろう[12]。

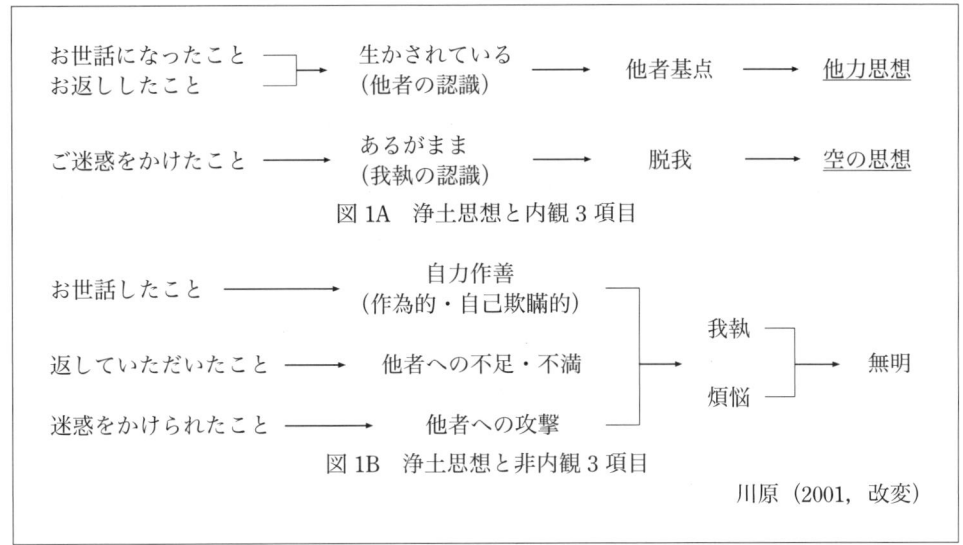

図1 浄土思想と内観のテーマ

表1 回想の限定と内観療法の種類

回想の限定	内観療法の種類
1．近親者や自己身体との関係性について回想	1．自己と他者の関係性
2．回想のテーマ設定（内観3項目）	集中内観（入院形式）
3．体験した具体的事実を回想	分散内観（主として外来通院形式）
（→相手の立場・状況→己れの心境）	2．自己と身体との関係性
	身体内観

II．内観療法の特徴

1．回想の限定と内観療法の種類

　表1に示すように内観療法の特徴として第一に挙げるべきは，近親者や自己身体との関係性について回想することである。次に回想のテーマが内観3項目に限定されていることも大きな特徴である。精神分析療法における自由連想法に比べ一見窮屈な感じであるが，自由連想法では連想の総てを分析家に報告しなければならないと言う厳しい掟がある。いっぽう内観療法では内観者が自由に選択して報告して宜しいということになっている。内観者の自主性にまかせ，個を尊重するという極めて重要な点がここにあるように思う。次に内観者は体験した具体的事実を回想することが求められていることである。この体験した事実の回想は単なる事実の回想ではなく内観3項目という対象と自己との関係性に視点を置いたものであることが重要である。事実をしっかりと記憶のなかから呼び戻すことが出来ると，相手がどのような立場や状況の中であったかを考慮して内観3項目を想起する。このことが可能になると，さらにその時の己の心境について内観するように指導している。図2は鳥取大学医

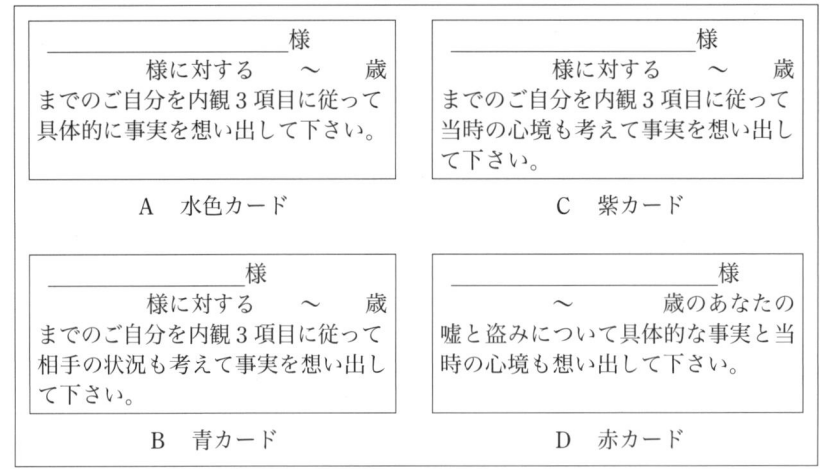

図2 面接時のカード

学部付属病院内観療法室で用いているカードで，内観者の心理的展開に応じて各カードを渡して面接指導をしている[11]。

最初，例えば「お母様に対する7歳から9歳までのご自分を内観3項目に従って具体的に事実を思い起こしてください」と伝えて，図2Aの水色のカードを渡す。年代区分を変え，対象者を変え3日から4日間具体的回想を繰り返し行う。事実の回想が充分出来るようになると次に，例えば「お母様に対する20歳から22歳までのご自分を内観3項目に従って，相手の状況も考えて事実を思い出して下さい」と伝えて，図2Bの青色のカードを提出する。このカードで他者の立場に立った物の見方が一層深まる。次の最終段階では「その時のご自分の心境についても思い起こして下さい」と伝えて図2Cの紫のカードを提出する。このカードを提出するのは通常6・7日目になる。図2Dの赤のカードは嘘と盗みの内観を勧めるカードであるが，これは自分の心を徹底的に観る究極のテーマである。このテーマにより，一挙に心理的展開が起こったり，さらに深化したりすることがある。

次に内観療法の種類[14]であるが，自己と他者との関係性を内観する通常入院形式をとる集中内観と主として外来通院形式で行う分散内観とがある。集中内観は，他者との関係性を回想する基本構造の内観3項目と集中性を高め病的退行を防ぐ治療構造，そして技法上の母性的・父性的側面が実に巧みにバランス良く組み込まれている。つまり他の精神療法に比較して治療構造度が極めて高く巧妙なセッチングであることが指摘されている。それに対して，分散内観は日常的な生活空間で行うもので，集中内観のような強固な治療構造を取りにくく集中内観より中断例が多い。身体内観は集中・分散内観の一部として行うこともあるが，体系的に行う場合を身体内観としている。自己身体との関係性についての回想は他者との関係性を回想する内観より導入しやすく，他者との関係性についての内観がなかなか進展しない内観者に身体内観を行うことがある。

2．集中内観の治療構造と技法

表2は集中内観の治療構造と技法について整理したものである。基本構造は内観3項目を年代区分

表2　集中内観の治療構造と治療技法

1．基本構造： 　　内観3項目（お世話になったこと，お返ししたこと，ご迷惑をかけたこと）を年代区分ごとに回想 2．集中性を高め病的退行を防ぐ構造： 　　座位；楽な姿勢で座す 　　時間的条件；15-16時間/日，約7日間，1-2時間おきに面接 　　空間的条件；入院，屏風またはカーテンで遮閉，行動・対人接触の制限	1．面接者の基本姿勢：謙虚で厳格な対応（父性的構え）礼儀正しく，いたわり・慈しみの態度（母性的構え） 2．不問技法；症状や病理に触れない 3．治療の場；個別性と集団性

川原（2000）・改変（2002）

ごとに回想することである。内観者は近親者に対して「お世話になったこと」，「して返したこと」，「ご迷惑をかけたこと」の3項目を年代区分毎に1区分を1-2時間かけて具体的にくり返し回想する。記憶にもとづき過去から現在に至るまで内観3項目を内観すると，最初茫漠として思い起せなかった幼少時からの体験が回を重ねるにつれて次第に鮮明に昨日の出来事のように思い出すことが出来る。通常母，父，同胞，配偶者，上司・同僚などに対する自分を内観する。

　集中性を高め病的退行を防ぐ治療構造であるが，まず集中内観では遮蔽された空間に「楽な姿勢で坐る」ことが要求されるが，この遮蔽された空間，内観3項目で回想を限定していること，また年代を区分して内観することも内観者を集中徹底させることに役立っている。その他以下のように注意を集中させる時間的空間的条件を備えている。

　時間的条件については，内観者は1日約14-15時間の内観を7日間行い，食事・入浴中にも徹底して内観することである。空間的条件については，内観者は病棟外の家族・知人および病棟内の患者や他のスタッフとの交流が制限されている。空間的条件としては，内観者は屏風やカーテンで仕切られた空間，あるいは個室で内観し周囲から遮蔽された状況に置かれる。この周囲との遮閉は集中性を高め，意識を内面に向けるのに大きな役割を果たしている。

　次に治療技法については，面接者の基本姿勢として父性的面と母性的面が求められている。父性的側面とは極めて礼儀正しく謙虚で言葉遣いも丁寧であるが，毅然たるところが求められる。そして面接者は1回の面接で5-6回深々とお辞儀をする。以上の面接者の対応は患者に己を厳しく見つめることを促すもので我執からの解放を促進させるものである。母性的側面については面接者の絶対的受容と共感的態度とにより内観者に安心感と信頼感を与え，内観者の心を開くことになる。また宿泊し食事・風呂などの身の回りの世話をすることも「感謝の気持ち」が湧き起こるように設定されたものである。このような母性的側面が愛情体験の想起を促進し，恩愛感を醸すことに役立っていると思われる。面接者は謙虚であるべきで傲慢であってはならないというのが内観療法家の共通認識である。

　不問技法であるが，そもそも内観者は症状・病理をもった病人として対処されるのでなく自己発見や人間形成に取り組んでいる志の高い人として敬愛の眼で接遇されてきた。従って，内観者のもつ症状や病理について言及されることはなく，内観者が深い内観を体験できるように援助することが面接者の第一の勤めである。Milton Ericksonの「精神療法で重要なのは治療者が人を変えるのではなく環境を創り，その環境の中でクライアントが自発的に反応していく」[23]という指摘にも通じるものであ

表3 内観療法の適応と治療効果

内観療法の適用	治療効果
精神科・心療内科疾患 　神経症，心身症，薬物依存症 　思春期適応障害，人格障害 　うつ病（遷延性） 　統合失調症の家族療法 ターミナルケアー サイコオンコロジーの領域 精神衛生	神経症圏 　石田（1970）：著効60％，軽快10％，不変30％（10例） 　川原ら（1995）：著効70％，有効・やや有効22％，不変9％（23例） アルコール依存症 　竹元（1985）：断酒率42.4％（106例） 遷延性うつ病 　田代・川原ら（2002）：著効65％，有効35％，不変0％（23例）

る。森田療法でも，指導者は無意識の分析や症状の内容解釈をせず，現実主義・行動主義で貫き通す。森田療法の不問技法には①治療者・患者間に心理的な距離を取る役割，②患者を作業・集団生活に追い込み病態（とらわれ）を処理する役割，③患者そのものを母性的に受容する役割がある[21]。内観療法でも不問技法は内観者を自ら己の内面に問いかける防衛処理システムとして作動しているといえる。

内観は体験した具体的事実を一人で回想する孤独な作業で，この間身体的活動の制限や自己の内面を観るというかってない体験をすることになる。これはウイニコットの唱える「一人でいる」能力を高めることにつながっている[31]。いっぽう集中内観前後で面接者と内観者のミーティングを行うこと，また遮蔽された状況とはいえ集中内観中の他の患者の挙動や面接状況が推察可能である。同じ部屋で複数の内観者が内観するほうが治療効果を高めることから，内観療法も集団療法的要素があると言える。

III．内観療法の臨床

1．内観療法の適応と治療効果

表3は内観療法の適応とその効果についてまとめたものである。まず精神科・心療内科疾患における内観療法の適応は神経症，心身症，薬物依存症，思春期適応障害，人格障害，遷延性うつ病，統合失調症の家族療法などが挙げられる。ターミナルケアー・サイコオンコロジー領域の疾患についての症例報告がなされている。中高校生・大学生・職場の精神衛生にも活用されている。

内観療法の治療効果ついては，石田（1968年）[5]は42歳の女性ヒステリー患者（ICD-10 解離性障害）に内観法を適用し，劇的に症状克服に達したことを報告している。この症例が日本で行われた最初の内観療法による治療例である。その後石田（1970）[6]は症例を10例に増やし，吉本の原法による治療成績を6例（60％）が著効，1例（10％）が軽快，3例（30％）が不変であったと報告している。筆者たち（1995）[10]の神経症に対する治療効果は著効70％，有効とやや軽快22％，不変9％であった。

アルコール依存症については竹元 (1999)[28]が長年取り組んでいるが，1-2年後の予後調査で断酒率42.4%と報告している。アルコール依存症に対する内観療法の有用性は極めて高いと言える。

遷延性うつ病については著効65%，有効35%であるので，内観療法は遷延性うつ病に対しても極めて有用であると思われる[13]。

2．併用療法について

1）組織的内観分析療法
石田 (1970)[6]は自律訓練，催眠，内観法を組み合わせて組織的内観分析療法を編み出している。その結果神経症は79%著効と報告されているので，極めて有用な技法であるが現在用いられていない。

2）絶食併用内観療法（絶食内観療法）
断食は民間療法として古来洋の東西を問わず広く行われてきた。1982年から東北大学心療内科では，絶食療法と内観療法を併用して，心身症患者に高い治療効果を挙げている[26]。

3）森田併用内観療法
浦池 (2002)[9]の研究報告では，強迫神経症者は理知的で自我意識が強くとらわれやすいので，内観3項目を内観するのに強い抵抗を示す。森田療法により，強迫神経症者特有の治療抵抗に対処して内観療法を行い，高い治療成績をあげている。

4）認知併用内観療法
中国の李(1996)[17]は認知療法を内観療法と併用し，非行少年少女の治療に良好な効果を挙げている。その技法は5日間の集中内観で，テーマの対象人物は親しい人物，嫌な人物で，陰性的な情緒を起こす事件である。Beckの実証主義的共同作業も併用し2時間ごとに面接し，非行問題の修正に対して大きな効果が見られるとのことである。

5）Constructive living
デイヴィッド・レイノルズ (1989)[1]は内観療法と森田療法を取り入れたConstructive living（建設的な生き方）という新しい技法を編み出している。その原理について，我々のコントロールできるのは自分の行動しかないという行動主義の立場に立ち，絶えず流れる意識だけが重要で，それが瞬間瞬間おける我々そのものであると言う森田の理論に立脚している。次に我々は周りの世界の一部であるという世界観に基づいた治療原理である。

3．短期集中内観

1）1日2時間の集中内観
強迫性障害に対して中国の徐ら (1996)[32]は，7年間強迫観念と強迫行為に悩んでいた23歳の男性

に1日2時間の集中内観を7日間行った。その結果，強迫行為はほとんどなくなって強迫観念も改善したと報告している。

2）集中内観 1日コース

中国のQieら（2003）[24]は248名の神経症者に対して，1日8時間を1クールとして1週間前後の治療間隔で1～5クールを行っている。その結果，神経症の改善を認めたと報告している。

3）1ヶ月間の分散内観と3日間の集中内観

王ら（2003）[30]は3日間の短期集中内観を行う前に1ヶ月間自宅での分散内観（毎日30分間）を正常被験者に行った。その結果，心理テストの評価で7日間の集中内観による効果と匹敵することを報告している。この技法は臨床的に応用可能であると考えられる。

Ⅳ．内観療法の心理的展開

内観療法の治療目標は病的な症状から解放され社会的適応を高めるだけでなく，周囲との協調や自己発見という高いレベルの人格の成長である。内観では治療者患者関係に患者の病理が持ちこまれることは少なく，転移・逆転移など困難な処理に直面することは少ない心理療法である。内観者の自我レベルや内観の進展を考慮しながら内観3項目のうち何れに比重を置くか，対象を誰にするかは内観療法に精通した面接者の慎重な判断による。

1．認知の修正と情動と基点の変化

内観療法の治療過程でおこる認知の変化について説明する（図3）。内観療法では自分の過去を具体的に特定の人との関係性について他者の視点を借りて回想することにより，関係性に新たな意味を見いだすものである。内観は「事実の再認識」から始まり，これまでの自己に対する解釈の再検討や世界に対する意味づけの再検討，つまり「解釈・意味づけの再検討」が行われる。後で述べる他者視点や我執からの解放などの基点の展開のもとで「合理的認知」を修得し「自己発見」に至る。

治療過程の中で起るもう一つの変化は情動と基点の変化である。内観者は「お世話になったこと，して返したこと」を内観して，近親者を他者として一個の人格を持った個人として，自己との関係性を知ることになる。そして母およびその他の近親者から受けた愛情の数々に思いを致すことになる。これが「愛された体験の想起」である。これまで如何に支えられ愛されて生きてきたかを想起することにより，情動体験の一つ「恩愛感」を近親者に感じる。そして内観者は素直に近親者を始め他者の存在を認め，他者に畏敬の眼を向けること，つまり「他者の認識」が可能となる。この「他者の認識」が内観者を「他者視点」に立たせ客観的に真実を見る視点から「自己発見」への道を開くことになる。

次に，内観者は「迷惑をかけたこと」を内観することにより，近親者並びに周囲の人たちに多くの迷惑をかけた具体的な事実を回想する。これが「自己中心的態度の想起」である。内観者が自己中心

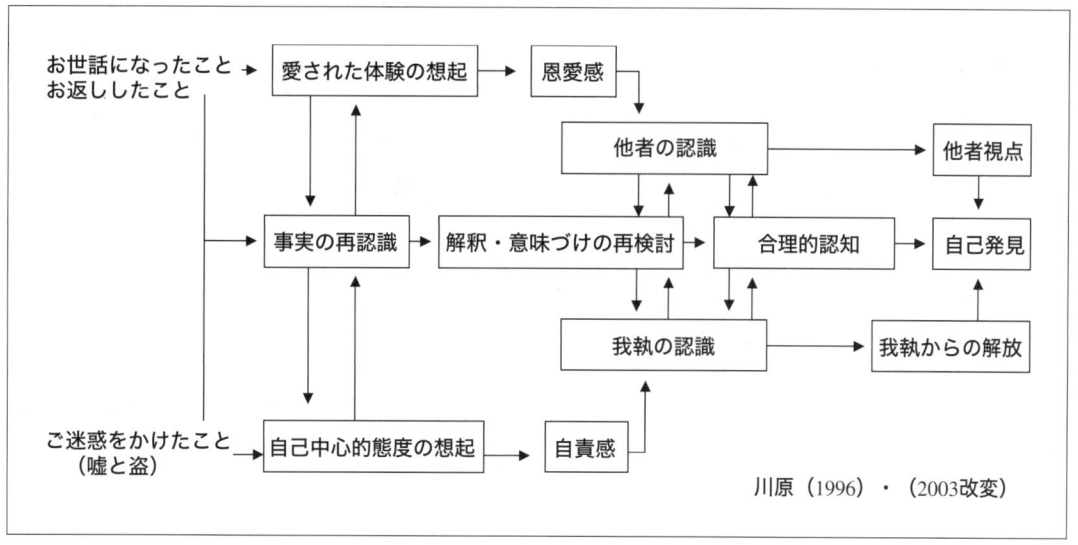

図3 治療過程における心理的展開

表4 懺悔心と良性の退行

	回想内容の特徴		罪意識と退行
具体的事実や対象 →	歴史的事実や実在の対象を離れ超越的性格を帯びる	→	懺悔心の芽生え
記憶の知的回想 →	記憶の感覚的回想	→	良性の退行の促進

性に気付いた時「自責感」を抱くが,そのような自分を許し見捨てずに愛情を注いできた近親者の行為に感動し,症状・病理の根源である「我執の認識」を自覚することになる。そして「我執からの解放」を模索し「自己発見」への道をたどることになる。

2. 回想の内容と懺悔心・良性の退行

内観における回想の特徴については(表4),内観療法では具体的事実や対象に対する回想から始まるが,心理的展開が進むと歴史的事実や実在の対象から離れ,普遍的超越的性格を帯びてくる。例えば母に対する自分を内観していくうちに現実の母から離れ,大きな慈愛に満ちた存在へと現実から超越しものに肥大していくものである。このことが内観療法の心理的展開の中で生じる自責感(罪意識)と関連があるものと思われるので,以下罪意識について記述する。内観療法の治療過程で生じる自責感は恩愛感に裏打ちされたもので,病的罪悪感とは異質なものである。従って,病的罪悪感と「真正な罪悪認識(M. ブーバー)」や「純粋罪悪感(安永)」を明確に区別して考える必要がある[19]。しかし依存攻撃性の強い患者では病的罪悪感が表面化し内観の進展を妨げることもあるが,この場合面接者の力量が問われることになる。哲学者久重(1983)[4]によれば,罪悪感には独自の閉鎖性があり閉鎖的自我を形成する。自分の罪責を第三者に告白することは閉鎖性を開く契機となる。閉鎖性を開く決定

的なものは他者からの許しであるという。

長山(2003)[22]は内観前の依存攻撃的罪意識が内観療法で展開する諸相を依存攻撃的な罪悪感，相対的な罪意識，受苦の罪意識，懺悔心としての罪意識へと変化すると述べている。

1）依存攻撃的な罪悪感

依存攻撃的な罪悪感は土居の無意識的罪悪感に相当しそこには隠れた甘えがあり，甘えられない不満に由来する恨みや敵意が潜んでいると述べている。この状態について柳田は己を哀れんで泣くのはだだっ子が暴れているようなものであると述べている。内観でのこの時期の「すまない」と言う気持ちは相手の心の動きに敏感で，一見相手の負担を気遣っているように見えるが，「自分の都合」「自分の視点」で相手を観察しているに過ぎない。真の意味での己の罪深さやけがらわしさを自覚しているわけではなく，罪悪感を外から強いられたものと受け取っている。この種の罪悪感は「私とあなた」の閉じた関係の中で生じ，罪悪感が他者（第三者）に向かって開かれことがなく，閉鎖して堂々巡りするのが特徴である。この種の罪悪感には超越性・開放性がなく，「迷惑を掛けられた」と感じる度合いが強いほど病理的で，「受苦としての罪悪感」や「懺悔心としての罪意識」と質的に異なっている。

2）事象を想起する側面（相対的な罪意識）

迷惑を掛けた・掛けられたという「お互い様」の感覚に基づく罪意識，依存防衛的罪意識と異なり健康な防衛であり，我々が日常経験するのはこの罪意識である。

3）受苦としての罪意識

依存防衛的罪意識を基本とする外観では，事物は自分の問題というより，それを解消してくれない相手の問題として認知されている。内観が進展するにつれ外観とは相容れない事実が想起され，明瞭になるとこれまで相手のせいにして誤魔化していた依存防衛的態度が維持できなくなり，自己の醜さを見つめる苦渋のプロセスが始まる。

4）懺悔心としての罪意識

自分が如何に自己中心的で人としてあるまじき生き方をしてきたかを鮮明な回想と他者への気持ちの感情移入により身にしみて会得，感得するのである。村瀬は内観体験における清々しさを重視し，それが日本人の深層に横たわる神道的なものとかかわると述べている。

三木(1976)[18]は病的な罪悪感と健康な罪悪感を比較している。それを要約すると，病的な罪悪感は客観的事実に基づかず本質的に自己の罪を認めようとしない孤立し退行した精神状態である。また他者への甘えや攻撃性，自己防衛的で強い被害者意識，過去へのこだわりと未来への絶望と不安を示す。いっぽう健康な罪悪感は客観的事実に基づき罪を自分のものとして認め他者と協調して行こうとする適応的態度である。また他者に対する感謝の念や独立心を抱き，自己探求的で加害者意識に芽ばえ，過去を受容し希望に満ちた未来像を描き平穏な状態になる。

もう一つの特徴として，記憶の回想が知的回想から知覚を伴う回想に発展することである。幼児期の母に対する内観で母の乳臭い香り，柔らかい母の感触などがお世話になった事柄と共に回想される

ことである。早期の母子関係の記憶として治療的に重要な意味があると言われている。このことが内観療法における退行に関連する。石田（1972）[7]は内観を「退行と観照」で説明し、幼児期からの過去の想起を行う「退行」的側面と過去の自分自身を現在の自分が観察するMenningerの「観照」の要素が同時に存在すると述べている。竹内（1972）[29]は内観法における幼児期回想は催眠法の年齢退行とは本質的に異なる精神的活動であると反論している。村瀬（1996）[20]は「退行と観照」の組み合わせは内観の本質であると重視し、内観の回想が極めて退行的で幼児期の状態に酷似していることを指摘している。さらに村瀬は己を厳しく調べる徹底した上位自我的な状況が創り出されている点に着目し、上位自我的でありながら同時にそうした上位自我から自由な退行的側面を併せ持つパラドックスこそ内観の本質であると述べている。

Balint[2]は退行を良性と悪性に分け、前者は内的な問題を認識させる健康な退行であり、後者は本能衝動を満足させるための病的な退行であるとしている。内観療法では健康な良性の退行を促進する治療構造と技法から成っていると考えることが出来る。

V．他の心理療法との関係

1．各種精神療法の時間と空間の関係

図4は各種精神療法の時間と空間の関係を示したシェーマである[8]。内観療法では幼児期から現在に至るまでの自己を分析するもので、時間的に超個人的時間（集合無意識）を想定するユング派精神分析ほど過去あるいは深層にせまることはない。内観療法では、あくまでも個人の記憶をたどる知的作業であるので、個人的時間を扱うフロイド精神分析派や、あるいは経済・社会・文化・人間関係を射程内におくネオフロイド精神分析派に近いといえる。内観療法では主に過去における近親者との関係性を回想するので、「今、ここで」の時点での自我状態に気付くことにより自我状態を統合する交流分析、現存在に於ける時間と空間の構造化を考える現存分析、現実空間での態度価値を最も重視するロゴテラピーより過去をとり扱うことになる。なお、現実生活での行動を治療的に重視する森田療法や行動療法は、内観療法より広い現実的空間で治療が行われている。

2．各種精神療法との比較

表5は内観療法と森田療法を比較したものである。まず時間的条件であるが、1週間の集中内観のための10-14日間の入院と通院内観療法のための数ヶ月間を要する。それに対して、森田療法では1期の絶対臥褥期（1週間）、2期の隔離療法期、3期の作業療法期、4期の社会復帰期で、入院期間は40-60日間が妥当であると言われている。

空間的条件では、集中内観では日常性から遮蔽されているが次第に拡大されて行く。森田療法では絶対臥褥期では通常個室が使用され、その後軽作業期では他者との交流は禁止されるものの日記、読

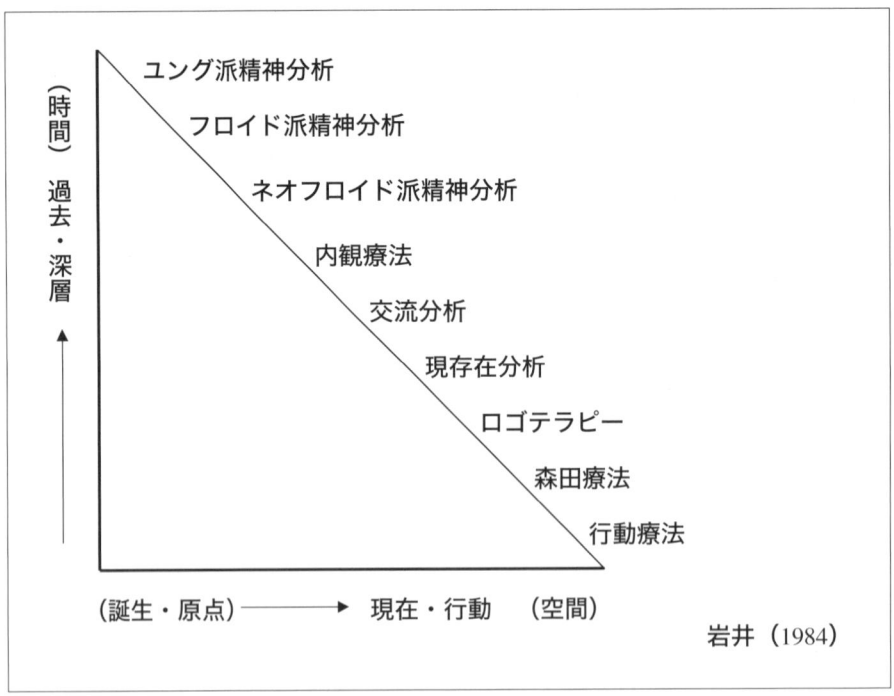

図4　各種精神療法と時間・空間の関係

表5　内観療法と森田療法の比較

	内観療法	森田療法	
時間的条件	集中内観（1週間）のため10-14日間の入院と数カ月間の通院	第1期（1週，絶対臥褥期・個室） 第2期（軽作業） 第3期（作業期） 第4期（社会復帰期）	40～60日間の入院
空間的条件 主　題	遮蔽状況から拡大 近親者や自己身体との関係性の回想 （内観3項目）	個室での絶対臥褥期から次第に拡大 思考の流れるまま	
治療関係	6～8回/日，短時間の面接 厳粛・尊重と慈愛・受容を旨とする面接	1-2回/日，短時間の面接， 日記指導（人生の師として）	
治療目標	「生かされている・自己中心性」の自覚から「他者視点・我執からの解放」と「認知の修正」により「自己発見」に	「精神交互作用」の自覚と「思想の矛盾」の発見により「あるがまま」に	

書，散歩を勧め，作業期では作業や遊戯・交際が勧められる。社会復帰期では日常生活にもどる準備がなされる。

　主題については，内観療法では近親者や自己身体との関係性（内観3項目）を幼小児期から現在に至まで回想させる。森田療法では，思考の流れるままで，特にテーマは定めない。

　治療関係について，内観療法では面接回数6-8回/1日，1回あたり約5分間，厳粛な面接態度で内観者を尊重し受容する。森田療法では面接回数1-2回/1日，短時間の面接や日記指導で人生の師として対応する。

表6 内観療法と精神分析療法の比較

構造		内観療法	精神分析療法
	空間的	非日常的	非日常的
	時間的	7日間の集中内観（06：00～21：00，1-2時間毎の面接），数ヶ月間通院	週に1～5回（各50分間），数ヶ月～数年間通院
被面接者の課題		遮閉的環境で座位，行動・対人接触の制限，内観3項目の順行性回想，回想内容のうち選択して任意に報告	寝椅子に臥位で自由連想，連想内容を全て報告
面接者の態度		被面接者の個を尊重し，謙虚・厳格な父性的態度と慈愛・受容を旨とする母性的態度	匿名性・中立性，禁欲規則，個人対個人の関係
技法の変更と修正		内観者の自我状態及び心理的展開に応じて内観の対象とテーマの選別を行う	年齢と自我の強度に応じて技法の変更と修正
解釈		行わない	行う
治療目標		「他者視点・我執からの解放」と「認知の修正」により「自己発見」に	自己理解を深め，人格の変容により創造的・生産的生き方に

　心理的展開については，内観療法は「生かされている・自己中心性」の自覚から「他者視点・我執からの解放」と「認知の修正」により「自己発見」へと進む。森田療法では『精神交互作用』の自覚・『思想の矛盾』の発見から『あるがまま』の境地に達する。

1）精神分析療法との比較

　表6は精神分析療法との比較を示したものである。治療構造については内観療法では前述の通りであるが，精神分析療法では50分程度の面接を週に1-5回，数ヶ月から数年間通院して行う。被面接者の課題として内観療法では，遮蔽的環境で座位，行動と対人接触の制限，内観3項目を順行性に回想し，回想の内容のうち選択して任意に報告する。分析療法の方は寝椅子に横たえ自由に連想し，連想内容を全て報告することになっている。面接者の態度は内観療法では前述の通りあるが，分析療法では匿名性，中立性，禁欲規則，個人対個人の関係を保つようにされている。技法の変更と修正について内観療法では内観者の自我状態や心理的展開に応じて内観の対象とテーマの選別を行う。分析療法でも年齢と自我の強度に応じて技法の変更と修正を行う。解釈は内観療法では行わないが，分析療法では解釈を行いそれが技法の要である。治療目標は内観療法については先ほど述べた通りであるが，分析療法では自己理解を深め，人格の変容と創造的生産的生き方を目標にしている。

2）認知療法との関連

　坂野（1999）[25]によると，認知行動療法は患者の問題を環境，行動，認知，情動，身体の反応という観点からとらえ患者の自己理解を促進する。それとともに問題解決能力を向上させ自己の問題をセルフコントロールしながら，合理的に解決する力を増大させようとする構造化された心理療法である。認知行動療法には夫婦間の葛藤処理を対象とした行動的夫婦療法，不安障害の治療を目的とした不安管理訓練，統合失調症を対象とした社会的スキル訓練など各種の治療パッケージがある。これらの治療パッケージに共通する技法がセルフ・モニタリングと認知の再構成である。以下坂野の説を紹介す

る。

　セルフ・モニタリングとは患者自身が自己の態度，感情，思考などを観察・記録することによって自己の行動や態度，感情や思考過程などに関する具体的で客観的な気付きを生じさせ，それらを評価し修正可能なものとしていこうという手続きである。

　認知の再構成（認知的再体制化法）とは自動化された思考パターンの現実性や妥当性を吟味しその内容を積極的に検討し直すことで，考え方をより現実的で妥当なものへ修正することをねらった方法である。内観3項目を内観する中でまずなされる「事実の再確認」は認知行動療法のなかで行われる問題の焦点づけと治療標的の確認，そしてセルフ・モニタリングのプロセスに他ならない。「解釈・意味づけの再検討」は認知の再構成のプロセスそのものである。内観3項目のうち「していただいたこと」に対する気付きは，認知行動療法の観点からは説明スタイルの修正の問題であると考えることが出来る。

　内観中の情動体験「恩愛感」と「自責感」について，人が不安に曝されると非常に強い情動反応がおこるものの自然に鎮静化する。そして不安場面に馴化し対処能力を強めて行くが，これがエクスポージャーである。内観療法中様々の記憶が想起され情動体験を得ることはエクスポージャーに相当するものである。エクスポージャーを反復して行うことにより，感情の再調整が可能となるであろう。いっぽう回想に乗じ感情や情緒を開示すること（ディスクロージャー）も，そうした感情や情緒を緩和する働きをもっている。内観中の想起はエクスポージャーの機能をはたすと同時に，面接者との面接がディスクロージャーの機能を積極的にしかも体系的にはたしていると思われる。

3）対象関係論から見た内観療法

　表7は高橋ら（2002）[27]による対象関係論的視点から自らの集中内観の体験過程である。以下高橋らの説を紹介する。

　第1段階（1-2日目）は他者との関係性自体を意識化しない自閉的な時期で万能感に浸って，対象関係論的に Self の段階である。

　第2段階（3日目）は面接者という他者の存在を意識するようになり，対象関係論的に Self-Significant Object の段階

　第3段階（4日目）は内観できない葛藤を体験し「陽性関係」「陰性関係」に置き換えて表現し対象関係における葛藤の状態で，対象関係論的に Self-Significant Object・Inter-personal・妄想―分裂 Position の段階である。

　第4段階（5-7日目）は「なぜ内観できない自分なのか」について考えるようになり自分自身の中での葛藤状態が表面化し，対象関係論的に Self-Significant Object・Intra-personal・抑うつ Position の段階である。

　第5段階（8日目）は自分のネガチブな部分を他者に投影していたことに気付き自我に目覚め，対象関係論的に Identity の確立・抑うつ Position の通過の段階としている。

　以上の体験過程から高橋らは①集中内観の体験過程では対象関係の歩み直しが行われており，複数の対象関係における自分を多面的な視点から調べることによって自己の再統合が行われている。②内観者を保護する環境が治療の進展に重要な役割を果たし，内観者と面接者との関係性が重要であると

表7　内観療法における心理的展開－対象関係論的視点

段階	内観日	内観の内容	身体状況	心的状態	自己と対象関係 （対象関係論的な意味付け）
第1段階	1日目	とにかくオーソドックスな内観をやってみようと決意	丸くなる	万能感	Self
	2日目	何となく一日のペースを把握			
第2段階	3日目	調子に乗ってきた	丸くなる 多少起きる	他者の存在を意識	Self-Significant Object
第3段階	4日目	内観できない体験によって内観の限界について考える	しっかり起きる	対象関係における葛藤	Self-Significant Object Inter-personal 妄想―分裂 position
第4段階	5日目	自分について改めて考え始める	起きている運動がしたくなる	自分自身の中の葛藤	Self-Significant Object Intra-personal 抑うつ Position
	6日目	自分を調べることの難しさを実感			
	7日目	徐々に現実に戻り始めながらもやたらと泣けて来た			
第5段階	8日目	一番の劇的収穫を感じた	外の世界へ出て行く	自我の目覚め	Identity の確立 Position の通過

（高橋ら，2002）

述べている。

VI. おわりに

　内観療法が科学的な心理療法として今後発展するには，適応疾患の検討，他の心理療法との併用による適応の拡大，治療過程の科学的な把握，治療機序の理論化，外来通院患者に対する内観療法の開発などが必要である。
　（1）適応疾患の検討
　これまで沢山の有効例の報告がなされているが，学術資料となるような調査研究は比較的少ない。現在のところ神経症，心身症，行為行動障害，依存症候群，遷延性うつ病には有効であることが報告されている。
　（2）併用療法による適応拡大
　組織的内観分析療法は自律訓練，催眠，内観法を組み合わせた併用療法である。現在用いられていないが，神経症の治療に極めて有用であると思われる。絶食内観療法は心身症の症例に適応されその効果は極めて高いものである。森田併用内観療法は強迫障害に対して極めて有用な療法である。認知併用内観療法は小児期青年期の行為行動障害に適応され良好な効果を上げている。
　（3）治療過程については認知行動理論，対象関係論，精神分析学的理論で説明されている。
　（4）今後の問題として最も重要なのは，内観療法の理論化である。内観療法に有効な病気の病理理論と治療理論が発展すれば，内観療法の治療秩序は自ずと解明されるであろう。

本療法が広く用いられるには，外来通院患者のための技法の確立が重要で，短期集中内観の開発も緊急な課題である．また昨今の神経科学の飛躍的な発展により，心理療法における心理的展開を生理学的あるいは神経科学的に検証する試みがなされるであろう．その際，治療構造度の高い内観療法は格好の治療モデルとなるものと思われる．

文　献

1) ディヴィッド・K・レイノルズ：行動的な生き方―森田と内観に学ぶ．創元社，1989
2) 土居健郎：精神分析と精神病理．医学書院，p96, 1968
3) 富士川游：内観の法（復刻版）．谷口書店，東京，1988
4) 久重忠夫：罪悪感の現象学―「受苦の倫理学」．弘文堂，1988
5) 石田六郎：内観分析療法の提唱．日本医事新報 2147；82-84, 1965
6) 石田六郎：内観分析療法．精神分析療法 2；15-25, 1970
7) 石田六郎：精神力動的解釈．奥村二吉・佐藤幸治・山本晴雄編，内観療法．医学書院，東京 87-95, 1972
8) 岩井　寛：森田療法の特徴と他の精神療法の比較．臨床精神医学 13；921-927, 1984
9) 蒲池直裕：強迫性障害者の強迫的スタイルに対する森田併用内観療法について．内観医学 4；27-34, 2002
10) 川原隆造，中村準一，田代修司，他：神経症に対する集中内観療法．内観研究 1：51-59, 1995
11) 川原隆造：内観療法．新興医学出版社，東京，1996．
12) 川原隆造：日本浄土思想から内観療法へ．精神経誌 103；959-966, 2001
13) 川原隆造：遷延性うつ病の精神療法―内観療法の視点から．内観医学 4；1-6, 2002
14) 川原隆造：内観療法―関係性の回想．精神医学 45；684-697, 2003
15) 川原隆造：第 12 回世界精神医学会横浜大会　シンポジウム「内観療法の国際化に向けて」．精神経誌 105；969-993, 2003
16) 川原隆造：第 12 回世界精神医学会横浜大会　ワークショップ「内観療法：日本文化の中で発案された」．内観医学 5；105, 2003
17) 李　振濤，毛　富強，劉　春起，他：中国における内観―内観療法の臨床応用．日本内観発表論文集 19；24-25, 1996
18) 三木善彦：内観療法入門．創元社，大阪，1976
19) 村瀬孝雄：内観療法．土居健郎他編，異常心理学講座 6・治療学．みすず書房，341-395, 1989
20) 村瀬孝雄：自己の臨床心理学 3．内観理論と文化関連．誠信書房，pp94-101, 1996
21) 長山恵一：森田療法の不問技法の普遍性と特異性．精神医学 34；383-390, 1992
22) 長山恵一：内観療法の治療理論（4）―内観療法における罪意識の諸問題―．内観医学 5；65-76, 2003
23) O'Hanlon, W. H.：Underlying Principles of Milton Erickson's Therapy and Hypnosis. W. W. Norton & Company, N. Y. 1987（森　俊夫，菊池安希子訳：ミルトン・エリクソン入門，金剛出版，1995）
24) Qie F and Xue L：中国における内観療法（第 12 回世界精神医学会横浜大会　シンポジウム「内観療法の国際化に向けて」）．精神経誌 105；982-987, 2003
25) 坂野雄二：認知行動療法から見た内観療法．川原隆造・東　豊・三木善彦　編，心理療法の本質―内観療法を考える．日本評論社，pp47-59, 1999
26) 鈴木仁一：内観併用絶食療法の手技とその効果の実態．心身医学 22；452-458, 1982
27) 髙橋美保，高橋　徹，真栄城輝明：内観療法研究の間主観的方法論（1）―内観者の視点から―．内観医学 4；47-51, 2002
28) 竹元隆洋：全人的医療としての内観．内観医学 1；7-18, 1999
29) 竹内　硬：石田氏の内観の精神力動的解釈．奥村二吉，佐藤幸治，山本晴雄編；内観療法．医学書院，pp95-104, 1972
30) 王　紅欣，貫名　秀，亀井誠幸，他：3 日間の短期集中内観の開発―内観群と回想群の比較―．内観医学 4；2003

31) Winncott, D. W. : The Maturational Processes and the Facilitating Environment. the Hogarth Press Ltd., London, 1965（牛島定信訳：情緒発達の精神分析理論．岩崎学術出版社，1977）
32) 徐　鶴定：強迫症の1例に対する内観法の試み．内観研究 2；3-5, 1996
33) 吉本伊信：内観 40 年．春秋社，1965

（川原隆造）

第2章 認知機能にあらわれる内観療法の効果

1. はじめに

　慣れ親しんだ職場の異動や退職，配偶者との別れや親子関係のもつれ，幼児期の虐待や夫婦間暴力，飲酒問題をめぐる家族内の葛藤など，こころを煩わす状況を数え上げればきりがない。その原因を現代社会の風潮に帰するのは簡単であるが，個人の力でそれらの状況を改善に向けることは難しい。いずれにせよ，ストレスの山積した環境の中で，こころの健康を維持していくのは容易なことではない。かつて私は社会状況や家族とのわずかな気持ちの行き違いにも揺れやすい状態にあり，この苦悩から逃れる道を模索していた。当時私は信州大学の精神科で精神医学と心理療法について学んでいた。内観療法と出会ったのはそのときであった。藁をも掴むおもいで内観療法を体験したいと考えるようになり，私自身の人生を幼児期にさかのぼり1週間集中して回想する集中内観を経験したのである。このときを契機にこころに対する私の考え方に大きな変化が生まれた。経験を通して見えてきた新たな視点に気づいたということである。こころを病む状況とはその新たな視点をみつける前の状態であって，その時期を確実に受け止めることが次のこころの展開には重要であり，そうした可能性や展開は特定のヒトにのみ与えられた特権ではない。私たちのこころは常に太陽の光を浴びて育つ小さな芽のような可能性をもつ存在であり，自然の摂理に導かれ流動し変化を繰り返している。

　現在私は心療内科の心理室で，こころに煩いをかかえている方々が自身の可能性を見出すための手伝いを行っている。

　しかし，心理室において一番の障害となっているのは，多くの場合，クライエントがつらく塞いだ気持ちでいる現在の自分自身を受け入れることが困難で，新たな再生の道を信じることに懐疑的になりやすいというジレンマを抱えていることである。自分はどこか変なのではないか，異常なのではないか，治療に訪れる多くの方々が一度は口にされる言葉である。健康な状況では当たり前に自分自身のこころのありようを信頼できるのに，つらい状況になるとそうしたこころの変化を受け入れられず不安になるのである。

　内観療法はこのこころのさまざまなありよう，健康的な状況も挫折感や不安感と向かいあう状況もそのまま受け入れる体験過程である。つらい今の状況を受け入れることは，堂々と病気を受け入れることであり，堂々と病気になれることである。当然のことながら，病気であることを納得できれば，休養できるようになる。休養はこころの疲れを癒し，とらわれていた心配や不安に満ちた状況からこころを解放し，思考回路も聡明さをとりもどす。

　繰り返すようであるが，こころを病むことは誰にでも起こりうる現象である。どのような疾患を患うかは‥たとえば，ストレスにさらされると胃腸障害をおこす，発熱する，蕁麻疹がでるのような

個のもつ脆弱な部分との親和性に個人差はあるものの，＜こころを病むことは誰にでも起こりうる＞というそのエビデンスを求めて，脳研究からの報告に関心をもつに至った。現在の私のテーマは，見る機能，視覚の機能とこころの関係について検討することである。脳の機能を知ることは，実態のないこころという機能を理解する一つの方法でもある。目で見，耳で聞き，肌で感じるといった感覚モダリティーから得る情報を私たちは事実と理解しているが，しかし感覚器が見逃す環境の微妙な変化も脳は敏感に察知する。したがって，時には感覚器から得る情報と脳が察知する信号は必ずしも一致しない。感覚モダリティーを通して意識化し，実感できる現象には限界があるが，脳はおそらくそれよりもセンシティヴに受け止めているに違いない。こころはその両方の働きを反映しているようでもある。

次に能力の持つ可能性について考えてみる。ヒトの能力には限界があるといわれているが，現在持っている能力を柔軟に駆使し活用することで，さらに新たな可能性を導くことができる。言い換えれば，何らかの理由で障害や欠損した機能は現在持っている能力が十分に活用されたときに，別の機能を活用して絶えず補足しあう。最近の脳研究は少しずつそうした機能の補綴の相互作用を明らかにしている。

ところで，内観療法には，私たちが生まれてから今日に至るまでの生活経験をヒトの能力として位置づけ，もう一度対人関係を掘り返し見つめることで，一人一人がもつ個の異なる能力を見直し，活用する役割があるのではないだろうか。記憶や思考といった内的な能力ばかりでなく，個と個の交流によって展開される対人関係もヒトの能力である。これらヒトの能力とこころの関係がどのように考えられているのか，心理発達にまつわる知見を，まずは第一章にて脳の成熟と可塑性について触れ，第二章として，社会化と認知機能について言及する。その上で，この二つを最近の脳研究のトピックスも絡めつつ，実際の臨床例をもとに内観療法が認知機能に及ぼす効果について，一考察をこころみたい。

II．脳の成熟と可塑性

こころの健康を蝕む要因について最近の研究は，生物学的な遺伝的要因と経験や学習といった環境刺激から受ける要因の相互作用を指摘している。こころの健康にとって環境に良好に適応することは，いうまでもなく重要なことである。ヒトの知的基盤である認知機能もまた，めまぐるしく変化する環境に臨機応変に対応する必要があるとするならば，認知機能の役割は重要である。脳の生物学的成熟は，子宮内壁に受精着床し絨毛膜の内面において成長していく胎児のときから誕生までの期間に果たされるといわれる。さらに，その後の乳幼児期は，母やそれに代わる養育者によって守られた時間である。少なくとも胎児期や乳幼児期は，自分という個の人生に自分自身が主体的に関与できない時期である。こうした主体性の欠如した時間に，自分が作られていく矛盾をどのように受け止めたらよいのであろうか。手の届かない自分をどのように引き寄せ，手ごたえのあるものとするかは，謎解きにも似た研究課題である。

1. 野生児及び社会生活隔離児

　ヒトの乳児がなんらかの理由でヒトとの接触を剥奪され，荒野で一人，あるいは動物とともに過ごし成長した場合を野生児という。1799年フランスのアヴェロンの森で11歳～12歳くらいで発見されたヴィクトールや，1920年にインドのカルカッタ地方で発見された姉妹カマラ（発見当時8歳位）やアマラ（1歳半位）が有名である[1]。ヴィクトールについては，精神疾患に詳しい医師により発見されてからの経過が報告されているが，彼はカナリアの死体の鮮度を嗅ぎ分け，くるみを割る音に敏感に反応した。言語の習得は根気のある訓練を受けても難しく，彼が40歳で亡くなるまでに獲得した言語は数語であった。
　インドの少女たちは養護施設に引き取られてからもしばらくは狼と過ごした生活方法を続けた。家の中を歩きまわるときには，両手，両膝を使い闇を怖がることはなく，嗅覚や聴覚も発達していた。この姉妹の行動は狼の適応行動に類似していた。1年半後，アマラは病死したが，施設に来て2ヶ月ぐらいして水のことを「ブウ」と言い始め，年齢の小さいアマラの方がカマラよりも適応の早さを示した。姉のカマラは15歳で病死をしたが，その頃は45の言葉を使い，精神年齢は2歳半程度であった。この2組の野生児は教育を受けてもなお言語習得が困難であったこと，しかし，感情生活はヒトとの交流を積極的に求めたという点が共通する。
　1933年にはサルバドルで5歳の少年タマシャが発見された。発見当時は裸で，他人を攻撃し反抗的であったが，農業の専門学校で教育を受けてからは，2年後に読み書きをするなど適応ははやかった。彼は発見時に言葉を一言しゃべったとも言われており，野生生活はあまり長くはなかったと推察される。
　野生児とは異なるが，人生の初期を限られた人間とだけ接触した子供の報告がある。知恵遅れの聾唖の母親から生まれたイサベルは母の両親が世間体を重んじたために母とともに地下室に閉じ込められて育った。母親がイサベルを連れて脱出したとき，イサベルは6歳であったが，粗悪な環境下で過ごし運動や栄養が不足していたために歩行すら困難であった。母が聾唖なため母子間に言葉の交流はなかったが，救済後の教育は，驚くほどの速さでイサベルを社会生活に適応させた。社会的な接触は疎外されていたが，母子間の密な接触が環境への適応を促進したと推察される。人生の初期にヒトとの接触を阻害されて育つと適応が難しく，野生生活が長いほど人間生活への適応には，根気と時間がかかる。生物学的には成熟期に達し社会適応するための準備状態は整っていても，最初にどのような環境と出会うかによって，たとえば狼社会か人間社会かによって，その後の成長発達する能力が異なることを示唆する。さらにまた，社会生活隔離児の場合には言語獲得や情緒発達，知的好奇心など環境に良好に適応するために，母性により保護され守られた感覚の体験がその後の適応に重要な役割を果たすこともである。ヒトが，言葉を使い話し，感じ，考え，交流する，その何気ない行為の一つ一つは，人生の初期に明らかに養育された経験があるという証拠である。生物学的な成熟は，種の交流という環境因子や社会化という刺激を受けて解発され成長を遂げる。この環境刺激との出会いがなければ，能力は眠ったままで日の目を浴びることがない。しかし，それは，能力が備わっていないことと同じかといえば，決してそのようなことでもない。発達のある限られた時期に，適切な刺激（解発

因）を受けるとその後の発達が促進されるが，その時期に刺激が与えられなかったり，過剰であったりすると正常な発達が阻害され，それ以後取り消しが困難となる行動の変化がある。この時期を臨界期という。野生児の報告は言語獲得や社会適応において臨界期が存在することを示唆した。では，臨界期に適切な刺激との出会いを逃してしまうと，ヒトは致命的な損失を被るのであろうか。

2．脳の可塑性

ヒトの生物学的にプログラミングされた機能が恒常的であれば，変化し先の読めない環境に柔軟に対応し適応することは困難である。能力発現のための臨界期によってすべての適応能力が決定されるのであれば，むしろ，その方が種の保存のルールにとって致命的である。河内（2002）は，臨界期が何歳なのかは個体差もありあまり議論に意味はなく，むしろ可塑性のメカニズムを議論すべきであると指摘する[4]。可塑性とは，脳が環境の変化に適応する能力のことである。たとえば，脳損傷を経験しない成人に発声を伴わない「しりとり」課題を行ったところ，左半球のBroca野を中心に活性化を示したが，子供時代に左半球損傷を経験した成人が同じ課題をしたところ右半球の活性化を示した[5]。左半球損傷によって失われた皮質領域にかわり右半球がその機能を担い言語習得を可能にしたのである。一方，感覚モダリティーを剥奪されるとその機能を担う感覚皮質はどうなるのか。定藤ら（2002）は，16歳前の早期失明者が指で点字を読み理解するときのfMRI画像から，その活動領域が，健常視覚保持者の視覚領域であることを報告している。しかし16歳を越えて視力を失ったヒトにはあまり顕著な活動はみられなかったという[6]。感覚モダリティーや感覚皮質が障害されたり欠損するのは切ないことであるが，残存する機能を活用することで，新たな関係の再編成が生じたのである。重要なことは今ある機能をフルに活用するということである。

III．社会化と認知機能の役割

生物学的なプログラミングという内的な要因と，個と個の交流という外的な要因の相互作用が環境に適応するためのあらたな関係をつくるようである。＜ヒトとの接触がヒトを育てる＞野生児をめぐる研究はそれを示唆する。今，ヒトとしてここに存在するということは，脳の生物学的な成熟と，最初の解発刺激となるヒトとの出会いがあり，養育経験を受けた証拠でもある。すなわち，出発の第1段階を無事に通過したことでもある。

それでは，その後の社会化の過程において認知機能が適応に向けてどのような役割を担っているのか考えてみたい。

1．認知機能とは

記憶し，推理し，思考し，感じ，注意を傾ける，こうした知的な活動の元となる能力を認知機能という。認知機能は経験や学習を経て次第に変化し成長する。

＜事例1＞明日は遠足である。もしも雨が降ったら，遠足は中止となる。さて，当日は朝から雨が降っていたので，遠足は？　（判断）中止だろう。

＜事例2＞aという皿にはxというマークがついている。bというカップにもxというマークがついている。cという器にもxというマークがついている。ではxという会社は？　（判断）食事用の陶器を製作販売する会社だろう。

あたりまえの日常の一コマであるが，これらは記憶をもとに推論を行っているわけで非常に高度な機能である。ヒトは経験を重ねながら記憶を基盤とするあらたな知識を構成させていく。記憶は重要な働きを担っているのである。しかし，この記憶がときに歪んだ方向に結論を導くことがある。目撃者の証言として有名な Loftus（1979）の記憶研究は誘導尋問によって記憶内容を変化させた実験である[7]。子供時代の経験が，歪んで記憶されているということはないだろうか。例えば，いつも楽しく参加していた少年野球やサッカーの記憶が，体調が悪く行きそびれていたときに，運悪く指導者や親に叱られ，親は自分を少年野球に無理やり参加させていたとか，サッカー練習での楽しい思い出はないなどと記憶の擦り替えが生じてしまってはいないだろうか。じっくり思い出をたどってみると実は手作りのお弁当を作ってもらい友達とおかずの交換をするのが楽しかった・・など嫌な思い出の背後に楽しい思いでが隠れていることもあるのである。強い印象によって記憶イメージが書き換えられることはよくあることである。記憶というのは，その後の経験や周囲との関係の中で歪み変形する可能性を常にもつ。記憶内容によって苦しみを抱え続けるのは辛い。辛い記憶もあるが，その背後に忘れていた楽しい記憶があったと気付くことは，辛いという感覚の裏側に楽しいことと対比した経験があった，楽しさの感覚を知っているから対比できたとの理解を促すことでもある。また，楽しい記憶は気分を開放するが，反対に辛い記憶は気分を塞ぎ抑うつ感を招く。気持ちがその記憶に捕われる傾向がある。ヒトの認知機能の作業限界を測定するための2重課題実験では，1つの作業を行うときと2つの作業を行うときでは2つの作業を行うときに処理時間が遅延し，遂行量も低下すると報告している。ヒトのできる作業量には限界があることを示す実験である。気持ちがあることに捕われ，心配や不安がいっぱいあるとき，記憶力の低下が生じるのは能力の一部をあるいは多くの部分を不安や心配事などに使い果たしている結果とも思われる。

〔臨床事例1〕20歳代　女性

自分は注意障害である。家事も育児もうまくできず夫に叱られてばかりいる。自信がなくて物忘れもひどいといった認知機能不全を訴えていた。夫に自分が病気で何もできないと説明してほしい。疲れきった様子で心理検査を強く希望した。検査結果は，認知能力自体の低下は認められず，不安がかなり高かった。自信回復のトレーニング合宿を受けており，＜過去に必要以上にこだわって後悔しすぎないこと，先のことを考えすぎて不安に揺れないこと，今を大切にすること＞とトレーニングで学んだ生活の心構えについて語った。夫はクライエントよりも年齢が5歳下で，几帳面できれい好き，やや口がうるさいとのことであった。家事への理解をクライエントの口から求めることはできないとも語った。クライエントの父親は暴力的で，母親はそのために常にイライラし，クライエントは父や母の顔色をみて育ったという。子供時代の楽しい経験を思い出すことはまだ困難である。

ところで，このクライエントのように親への気遣い，相手の顔色をみるという何気ない行動も認知

機能の働きによるが，こころの健康にとって思いもかけないひずみを招くことがある。＜みる＞という行動と＜こころ＞について考えてみたい。

2．視覚的な注意

　視野に広がるシーンの中から必要な情報を取捨選択する機能を視覚的な注意といい，認知機能の重要な側面を担っている。例えば，一面色とりどりに花が咲き乱れる花畑に野球のボールを探すときと，何もない床にボールが1つ落ちているとき。ボールを探索するために使用される注意量は同じだろうか。混雑する駅の構内で友人を探すときと，白衣を着た大勢の医者の中に赤いベストを来た女の子を探すとき，脳内では同じような情報処理がなされるのだろうか。状況にかかわらず同じ注意量を必要とし，同じ処理を行うとしたら非効率であるが，視覚の情報処理機能は記憶をもとに状況に応じて効率的で柔軟な処理を行っている。上記の例では複雑な視野から対象を探索するときは単純な背景から探索するより反応時間は長くなる。新しいあるいは重要な対象に注意が向くように，視線を向ける必要のないもの注意を向ける必要のないものは視覚記憶に蓄えられ，視覚記憶が制御しているのである。前者を注意過程，後者をあまり注意を向ける必要のない状況という意味で前注意過程などと呼び，脳の情報処理経路も詳細な特徴を探索するための注意を必要とする腹側経路と，前注意的過程を担う背側経路に分かれて処理が行われるといわれている。一度注意を向けた対象には再び注意が向かないような制御機構として1984年にM・ポズナーによって報告されて以来多くの研究者によってそのメカニズムが検証され，復帰抑制という現象として知られている[8]。この機構は70歳代の高齢者においても観察されることが武田ら（2003）によって報告された[9]。この制御機構は，注意が環境に応じて効率的に活用されるような基本システムとして生物学的に脳にプログラミングされているものに違いない。脳波を用いた研究では，眼球が対象に注意を向けてその場に留まっているときの脳波の振幅が行動エラーの発生率と負の相関をもつという[10]。集中して注意がある対象に向いているときには，活発に脳が活動をしていることを示す結果である。これらの結果が示唆するように，認知機能とは脳の活動を反映した機能である。推論や感情など，認知機能はこころにダイレクトに作用しこころの状態を変化させる。認知機能が柔軟に機能するということはこころの働きも順調なときであろう。この視覚的な注意の中に，顔の表情を見るという機能もある。顔の表情は言語にかわるコミュニケーション手段であり，感情とも直結してこころの状態と密接にかかわる。臨床事例1のように子供時代に親の顔色をみて気持ちを察し，配慮のきくいい子に過ごすと，健康的な言語交流が苦手になってしまうことがある。相手のこころを読みすぎたり，配慮しすぎることはこころの健康によいとは思えない。表情を意図的に解釈することは，ダイレクトな交流手段ではないからである。

3．顔の表情認知と情動処理

　＜顔の表情は文化を越えて全人類に共通するのか＞，その問いに応えるためにEkmanら（1971）は大規模で横断的な調査を行った。その結果ブラジルや日本，アメリカなどは勿論，ニューギニアの他文化とは隔絶されたForeの人々を対象にした調査でも同じ結果を確認し，顔の表情が人類にほぼ

共通するものであることを確認した[12]。また Hansen（1988）らは顔の表情認知が，言語を媒介としない伝達手段として文化を越えて種の保存と関わる重要な機能を担うとの仮説をもとに，幸福顔と怒り顔の情報処理の違いを探索時間から検討した[13]。その結果，幸福顔の中に怒り顔を探すとき探索時間が短くなり，幸福顔の数をいくら増やしても怒り顔の表情を探索する時間は一定であった。怒り顔の探索時間が集団のサイズに影響を受けない，怒り顔以外には注意を向ける必要がないという意味で前述したように前注意的処理などと言われる。ヒトは顔の表情から，健康状態を推察したり，そのヒトの抱える状況を「おやっ，どうしたのだろう」「何かあったのかな」などと察したり，楽しそうだ，つらそうだと感じる。顔の表情認知においては，生命と直結するような緊急性を帯びた情報伝達は文化を越えて認知されやすく瞬時に処理される可能性をこの結果は示す。私たちは顔の表情をみて判断し，相手の心境を察する。コミュニケーションの基盤に顔の表情はある。

しかし，顔の表情が安定した情報をもたないとしたら，安定しない情報，信頼できない情報はどのようにこころに反映されるのだろうか。

Morris ら（1998）の研究は，顔の表情認知の背後にある感情の伝達やコミュニケーションについて興味深い結果を報告している[14]。Masking という手法をもちい怒った顔を瞬間的に短い時間提示し，その後すぐに無表情の顔を見せると，被験者は無表情の顔だけを見たといい，怒った顔はみていないという。しかし，怒った顔は被験者が意識しないにもかかわらず嫌悪の感情を引き起こす。この無意識に生じる情動の情報処理過程を検討するために2種類の怒った顔を見せ，一方の怒った顔が提示されるときには音が鳴るようにあらかじめ学習させた。その怒った顔の直後に無表情の顔を見せ怒った顔が認識できないように提示したところ，右の扁桃体が顕著な神経興奮を起こし，同じ怒った顔を続けてみていると右ではなく左の扁桃体が活動した。扁桃体は情動とかかわる脳の領域である。これらの結果から，Morris らは，ヒトの扁桃体は，獲得した行動の意味によって刺激を識別でき，さらにその刺激が見慣れたものか見慣れていないものかによっても左右で異なる反応をするとの報告をしている。

顔の表情は第一印象などともいうように，一瞬にして多くの印象を見る側に形成する。対人関係の難しさは，言語を介してうまく伝達されないときにも発生するが，相手のもつ雰囲気や顔の表情から受ける印象で萎縮したり，気まずい雰囲気が生じたりもする。顔色からその場の異変を読みとる。見えていない筈の情報も脳はしっかり受け止めているのである。環境からの危険信号の微妙な差を検出しているのである。もしも，私たちが，顔の表情から受ける印象と言語が発するメッセージに異なるものを感じたとしたら‥。Morris らのこの報告は，コミュニケーションの二重拘束スタイルを思い出させる。例えば，「大切だよ，愛しているよ‥」と言われても，顔の表情から受ける印象が嫌悪感に溢れていたら，「安心しなさい‥」と不安に満ちた表情で言われたら，耳からは心地よいメッセージを受け取っても，目から入る情報はその言葉をそのまま信じてよいのか心が揺れるに違いない。常に相手から受けるメッセージに一貫性がなく，言葉と顔の表情のどちらを信じてよいのかわからない状況に立たされ続けると，その情報の受け手は信頼関係を築くのが困難であるかもしれない。脳は常に危険情報を察知し続けるに違いない。環境を察知する機能とはいえ疲れるに違いない。しかし，ヒトは他者の態度や言葉を変えようとすることは困難である。環境を変えることも難しい。そうであるならば感じ取りながらも環境に揺れ過ぎないための訓練を積むことかもしれない。環境に適応しなが

ら柔軟に変化する＜ヒトの能力の基盤＞とはどのようなものなのだろうか。ヒトの能力を発達という視点から検討した研究がある。

4．子供の能力の発達

　脳の成熟のために必要な母の胎内期という準備段階を経て，母体から分離し，ヒトとの交流によって適応能力は開花する。ピアジェは，誕生の後に通常の環境下で生育・発達した子供の認知能力の限界と可能性について縦断的でおおがかりな研究を行い，その後の発達研究に多大な貢献をした。しかし，M.シーガルは，ピアジェ理論では言語交流に大人対子供という図式を使用するために，大人が理解する子供像にそって研究が進み，4歳から5歳にはすでに事物間の因果関係を同定し，見かけと本当の理解を区別はできるのに，子供の能力を過小評価していると指摘する[11]。＜子供は概念に対する簡単な教示さえ理解できない＞子供へのこうした理解により，丁寧に説明することを無駄な行為であるとして，協調して理解しあうという会話のルールから逸脱したメッセージを子供たちに伝達する可能性がある。ピアジェの用いた子供の会話のルールや子供対象の研究では，子供の概念形成の能力を未熟と捉えてしまいがちで，その結果，子供が質問の意味や目的の不明瞭性を感じていたり，実験者の注意を引きたいという子供の欲求や，会話を早く終わらせたいという子供の願望に気づかずに，子供と大人の立場の不均衡性を反映する可能性もあるということである。他者に対する配慮は大切であるが，研究者と研究対象の子供たちの間にも，認知を歪める配慮が相互に存在しうるということである。子供といえども一人の個の存在であり，充分に機能を駆使できる存在であることはいうまでもない。

　この子供の発達研究は，認知機能を駆使することのむずかしさと，歪みの少ない他者認知や対人関係のためには，配慮や理解の前提として，まず素直で率直な自己表現を尊重することの大切さを示唆している。さらに，個のもつ能力は環境との関係，ヒトとの交流によって常に柔軟に変化するものであり，同時に，ヒトはその能力によって他者との関係に揺れたり，苦しい時間と向かいあう可能性があるということも受け入れなければならない。内観療法はその能力を上手に活用するための一つの体験過程であると考える。

　〔臨床事例2〕40歳代　女性
　「体がけだるくて思うように動かない。何も考えられない。もう10年もずっと寝たり起きたりで・・。自分はだめな人間である」ドクターショッピングを続け病院を転々としながら，入退院を繰り返していた。楽になりたいけれど諦めているとも語った。遷延化したうつ症状である。開放入院病棟での出会いであった。会話中に，父親がアルコール依存症で少々暴力傾向があり，母親に迷惑をかけないようにいつもいい子であったと語った。結婚後は，嫁，妻，母としてまじめに生きてきた。世間話をしながら，子供時代の生育史を話題にすると，楽しい，いい思い出はないとけだるそうに語った。記述内観[15]を希望したが，父親の荒れる姿，母のひたすら働く姿は思い出せるが，自分自身が登場する楽しい経験が想起できない時間が続いた。

　あるとき，ふと小学校時代の遠足の楽しい時間を思い出し，それを引き金に記憶は徐々に回復した。

入院して5ヶ月後に退院となり，現在は宗教活動を精力的にこなしながら通院中である。

　認知機能というと，一般的な記憶力や注意関連の検査結果から論じられやすいが，最近私は，神経心理検査では測定できない生育史を中心にした楽しい経験の想起とこころの状態に強い相関があることを実感している。内観療法の体験後に，物忘れがひどいという主観的認知機能低下の愁訴はなくなる。これをどのように捉えたらよいのであろう。

IV. 内観療法

　内観療法は3つのポイント「していただいたこと」「お返ししたこと」「迷惑をおかけしたこと」に焦点をしぼり，自分のこれまでの人生に関わった方々，特に，両親とのかかわりを中心に回想する精神療法である[16]。2時間に一度5分～10分回想した内容を傾聴しに訪れる面談者以外とは誰とも会わず順次回想を続ける。面談者はその事実を否定も肯定もせずただ傾聴する。ほぼ1週間に渡りこの回想作業を一人で行うのが集中内観である。構造はいたって簡潔である。構造が簡潔であるということは制約のない自由があるということで，回想しながら展開する思考の拡散・拒絶（葛藤）・統合など，心理的な変容過程の責任の所在は内観者自身が負わねばならない。従って，治療場面を通じて内観療法に向かう内観者の場合には，治療を希望することと内観療法に主体的に取り組みたいということを混同すべきではない。

　ところで，治療構造が複雑な精神療法では，その枠組みに精通し駆使する専門家の役割が重要となる。この場合，クライエントは誘導される気楽さはあるが，自己の問題に他者がかかわり，主体的に自律を育むというよりは他律的になり，結果，他者による多義的な解釈を伴い精神的な葛藤が生じる場合もある。治療的介入に侵襲される可能性も払拭できない。また，クライエント自身に複雑な治療構造の理解を要求する治療法においては，その枠組みの理解と把握が優先課題となる。

　一般に，構造が複雑でルールや留意すべき点が多いときは，そこから逸脱しないためにヒトは構造やルールに注目しがちとなり，単純な構造やルールの場合には自分の思考や行動そのものに，意識が集中しそれが主要なテーマとなるものである。内観療法で留意すべき難しさは，他者に介入されない精神世界の自由が，必ずしも内観者にとって気楽であることを意味しないという点である。自由な空間を主体的に保つには，柔軟で多面的な思考力が大前提となるのである。他の多くの精神療法と異なるのはこの点である。通常ヒトは無意識にその力を駆使しながら日常生活を営んでいるのである。選択し，洞察し，多面的に思考する力，これらの資源（resource）・能力（capacity）を原動力に内観は進む。内観療法が適応の除外とすべきは，この資源を十分に活用できずにいる存在そのものが危ぶまれている状況，すなわち心理的に傷つき治療的な場を求めて通院される方々へは慎重で十分な配慮が必要である[17]。そこで内観本来の治療構造を歪めることなく，かつ内観者にとって治療構造が侵襲的，脅威的にならないための特殊な状況として内観準備段階が必要となる。

1．内観療法の前提

　内観療法の治療構造が簡潔明瞭であることは前述した。簡潔であるということは，必要最低限のガイドラインがあるということで，後は内観者にお任せしますという治療構造である。任せるという発想は，対人関係では相手への信頼関係を前提にしている。ところで，生命誕生の第一歩を私たちは羊水に守られた母の胎内で過ごす。道徳的，倫理的，教育指導も受けず，叱られることも褒められることもない。したがって胎児は母の顔色を読み取る必要もなく，ひたすら守られ保護されるだけの時間の中にいる。一方，胎内を提供する母親は，わが子が健康に生まれてくることだけを願い子の誕生を楽しみに待つ。母胎と胎児は一体の存在でありながら，胎児の成長過程を意図的に操作することはできない。しかし，胎内で過ごすこの時期は，ひとつの生命体として母胎から分離した後の種の保存を維持するために，すなわち生き延びるために必要な基本的な適応システムの生物学的なプログラミングが成熟するのを待つ重要な時期でもある。それは存在するヒトすべてに共通する＜母から生まれやがて命を閉じる＞という人為的な介入を許さない厳然とした時間へと続く。内観療法の提供する構造は，この関係と類似するのである。内観の構造は非常に単純明快で，そして面談者は内観者の言葉をひたすら傾聴する。構造と面談者という準備された枠組の中で，内観者は安心感と安定感を得る。構造や面談者から恣意的なものは受けず，あくまで主体的にそこに存在する。構造や面談者の役割は，最小限のルール（内観3つの項目，1～2時間ごとに話を傾聴する）をもって内観者を見守りながら決して主張せず，したがって内観者を侵襲せず，内観者が主体的に回想を行うに任せる。継続して内観することが困難なときには，内観者の判断でその場を退出することも自由である。内観構造と面談者を母胎に例えるならば，さしずめ内観者は胎児に匹敵するだろう。胎児と内観者の違いは，胎児は始めて人間社会と出会うが，内観者はすでに人間関係の中で社会化を経験している点である。内観体験は，社会化を経験した後の胎内関係の再体験に支えられた再生への過程と言えるかもしれない。

2．内観準備段階

　本来，内観療法は自分のこれまで生きた過程を回想する作業で侵襲的となる筈のものではない。過去の出来事や対人関係などの思い出は自分の生きた過程の真実であり，経験そのものである。しかし，失敗や挫折感，後悔など，生々しい感情をいだき傷ついた状況では，後悔や不安にとらわれ自己存在に対して懐疑的で抑うつ感に満ちた状況となる。自尊感情や自己肯定感が損なわれるような葛藤状況である。この自尊感情や自己肯定感は本来は誰もが持つ個人の尊厳でもあり，傷つけるべきものではない。失敗や成功を重ねて，自分は自分でよいという精神的な自立を達成するための中核にこの尊厳がある。この自己肯定感と，全てが完璧でなくてはならないという万能感は異なる。ある目的を達成するために大量に生産されたロボットは失敗をしない代わりにすべてが規格化され，私たちヒトが持つ個性というユニークな輝きは持たない。個性を受け入れることは，よいところは勿論であるが短所や失敗，挫折などすべてをまるごと受け入れることでもある。失敗は時に愛嬌となり，周辺のヒトに安心感を与える場合もある。マイナスと思われる面もユニークな輝きを構成する一面となるというこ

とである。

　しかし，心に傷を負った状況は，心理的な居場所を失い柔軟な思考も阻まれ，もうこれ以上傷つきたくはないという状況である。自分自身を攻め，関わってきたヒトを攻撃し，愛された記憶の想起は困難なことが多い。内観準備段階は子供が母に抱かれるように，他者と安心して関わることのできる感覚を取り戻すことが大切である。ヒトが言語を使い会話する。箸を使って食事をし，トイレで用を足す。これは明らかに人生の初期にヒトの手によって養育された経験があるからである。泣いて訴えることのみが出来る乳児期，社会生活をするにはあまりに無防備な幼児期，これらの時期はただひたすら愛情を受けた時期でもある。子供時代の愛された時間を否定せずに受け入れることができるようになると，本来の認知能力が機能し，主体的に内観を行うことが可能となるようである。内観準備段階は，心理的精神的な介入によって，自分の人生に暖かな光を当てるきっかけをみつける時間である。

3．内観療法段階

　内観療法は，マニュアル的な軌道を用意せず，つまづきや回り道を関係性の気づき・調整という視点で捉え，主体的に生きるプロセスの再調整を助ける。非日常的な集中内観の場で集中的に他者の視点（内観3項目）で回想作業を行うことは，思考回路を刺激し新たな認知図式の活性化を解発する作用がある。

　内観者は認知機能を基盤に，母や父から受けた愛情について，多角的な視点をもって回想を行う。母にしていただいたことは何だっただろうか（これほどたくさんのことをしていただいていた），ではどんなお返しをさせていただいただろうか（いや，何もしていないのに，母は自分を子として愛情をかけてくださった），では，そんな母に迷惑をかけたことはなかっただろうか（あっ，これほど迷惑をかけていたのに・・・）という具合に受けた愛情についての視点は多面的に広がる。無償の愛に支えられ自分があるという気付きは，ありのままの自分を受け入れるのに役立ち，他者の存在をやはりありのままに受け入れるきっかけとなる。

　ところで，ヒトは不可能なことを可能にしようと焦ることがある。過去の失敗が重くのしかかっているとき，書き換えることの出来ない過去を否定し後悔する。来るべき未来を思いどおりにしたいと心配し不安になる。しかし過去のない現在はありえず，現在がなければ未来もない筈である。また，ヒトは一度に2つの状況を選択出来ない。昼でありながら，夜を経験することはできず，山の頂上に立つときに，谷底に立つことはできない。通常，背反する2つの面を同時に認知することは難しい。前年に受験に失敗し落胆と屈辱感に打ちひしがれていたことを，今合格し喜びの極みにあるときに，思い出すことは困難である。失敗を悔やみ挫折の最中に次に頑張ればよいのだと咄嗟に気持ちを切り替えることは容易ではない。私たちの生活する空間や，感情には，喜びと悲しみ，昼と夜，平和と戦争，自由と独裁，光と闇，健康と病気・・・相反する2面が必ず存在するが，しかし，今，その時に知覚できるのはその一面である。その瞬間に経験できるのは一面であるが，その一面を説明するためには，必ず相反する事態の説明を必要とする。山という概念の相方には谷があり，山を描くときに谷を描かずに山を描くことは難しい。なぜならば，谷のないところに山は存在しないからである。真実は必ずもう一方の別の事態を共有し，その真実の背後には虚構といわれるものがある。では，真実と

は一体何なのか。科学は真実をもとめて新たなことを立証していくが，次の瞬間にはさらにまた次の新たな発見によって書き換えられ，その連続のなかにある。してみると，真実ほど語るに難しく曖昧なものはないのかもしれない。語れば語るほど，底が深くわからなくなっていく，まさにソクラテスの知，無知の知に相当する論理の展開がそこには存在する。知れば知るほど，さらに次の知識が必要になり，限りなく知識の展開を必要とし，混沌とした世界に入り込むということである。結局，自分の知っている知識などというのは，この自然界にあって，ほんのごく僅かであることを知り，なんと自分は無知なのかという気付きに至るのである。実は現実といわれる今の瞬間も瞬時をさすのであって，すぐに過去のものとなってしまい，この一瞬に今がある。時間という概念の中に生まれ生かされているヒトは現在という瞬間を基軸として，絶え間なく流動する過去と未来という相反する二面を意識せざるを得ない。背反する両方の視点を意識しながら，選択することは至難の業であるが，訓練によってこうした双方向からの視点をもてるとしたら，大変興味深いことである。

　内観療法の醍醐味はまさにそこにある。簡潔な枠組みの中にあってその枠組みに守られ，自分という存在を多面的にみつめ，他者との関係に置き換え，光の当たる面と逆の面，正当化できる部分とそうでない一面，多くのアプローチから存在の自然のありかたをそのまま受け止める体験過程が内観体験である。集中内観という非日常的な空間に身を置き，自分の人生を回想することは，自分の生きた過程を時間に追われ汲々と過ごしているときには見落としがちな自分史の再発見を可能にする。特に内観療法の特徴は，心の成長発達に重要な愛着関係の再取り込みと，さらにヒトのもつ限られた資源・能力を限界という形ではなく，新たな関係性を育てると捉えることにある。ヒトにやさしく，生物学的な可塑性という考え方とも親和性が高いことを特筆したい。生物学的な成熟と環境因子との相互作用によって認知能力の成長発達がなされるとの視点とも合致するように思えるのである。

〔臨床事例3〕50歳代　男性

　主訴は，職場での昇進後，その重責に耐えられない。自分にはこの仕事は向かない。押しつぶされそうでたまらない。何もやる気がおきない。どうしてよいのかわからない。死にたいというものであった。職場の昇進を機に仕事上の重責感から無力感と抑うつ感が募り近医に通院中であった。自室で大量服薬をし，家族が救急車をよび搬送され入院となった。入院後も死にたいとの訴えが続き，医師は投薬による強化療法を行った。医師と看護師のチーム医療により観察しながら薬の検討が行われたが，結局薬の効果が認められず，家族と本人の強い希望のもと電気療法を行い希死念慮は顕著に改善した。強い希望があり退院となったが，緊張感がひどく主治医の勧めで認知行動療法を外来通院時に行うこととなった[16]。思考記録表と生活記録表に記入しながら，思考形式の認知と修正を試みた。例えば，「いつも会社のことばかり考えている」「いつもいつもつらい時間ばかりで楽しい時間はない」と思っていたが，記録表を記入してみると「娘と話しているときは楽しいじゃないか」「会社のことを考えない時間もあった」という気付きがあり認知行動療法終了時には，手の振戦もとれ緊張感は緩和した。しかし職場の復帰問題は決断ができず，不安焦燥感とクライエントを支える家族の疲労感，親世代とクライエント夫婦の世代間の葛藤が浮き彫りになった。そこで，家族関係の調整のために記述内観を試みた。しかしクライエントは，母親に対する嫌悪感が強く，幼児期を想起することは困難であった。記述内観4回目に「娘が生まれたときにはうれしくて泣いた」と断片的ながらはじめて感情体験を

語った。この頃，医師の勧めで職場問題を解決したが，自分自身の子供時代は依然として想起できず不安と焦燥感は続いた。クライエント夫婦の強い希望で，集中内観を体験することになった。生活史健忘の直接の原因は不明であるが，過去を想起できない不安は，そのまま現在の自己存在に対する不確実さや不安定感を招いていた。内観前は仕事の挫折感と職場の人事問題や対人関係に対する批判が多く聞かれたが，集中内観体験後は他者批判や漠然とした不安感も減少し，さらに，物忘れがひどいとの愁訴も消失した。過去を受け入れたことで過去を想起できない恐怖感が消え，現在のありのままの自分を受容できるようになったと思われる。入院時の出会いから1年を経て心理療法は終了となった。外来通院時の話では，仕事と両立して地域の活動に生きがいを見出しているとのことである。

クライエントは自己主張や自分の状況を説明することが苦手であった。両親や家族の表情から自分に向けられた期待や相手の気持ちを察し，自分の疲労感には疎く，感情表現は苦手で行動は理性中心であった。生育史を話題にするまでは，幼児期の回想，とくに楽しい記憶の回想が困難なことを気づかずにいた。これは，真の認知の障害ではなく思い出したくはないという心理的抵抗の働きと思われる。

V. まとめ

ヒトがヒトとして成長発達するためには，他者の存在が不可欠である。野生児の研究は，野生生活が長く発達の初期にヒトとの交流がないと人間社会への適応が大きく阻害されることを示唆した。誰もが必ず平等に死という現象を迎えるが，同様に必ず生き残るために計算された無駄のない柔軟で効率的な生物学的なプログラミングをもって誕生する。しかし，生物学的なプログラミングはヒトとの交流による共感を経てはじめて解発され能力として開花する。その交流とは，言語ばかりをさすのではない。人生の初期に言語交流はなかったが母性に保護され愛着関係をもつことのできた社会生活隔離児の報告は，一般的な臨界期では説明できない可能性を示唆している。一方，通常の環境下で育ち，順調な発達を遂げつつある子供の認知機能を検討する試みにおいてさえも，研究者と子供との間のそれぞれの主観的な配慮がかえって認知を歪めるという結果をもたらす場合もあった。

他者認知は社会化の重要な側面である。われわれは視野に広がる多くの情報を逐次処理しながら生きている。その情報処理過程は状況に応じて効率的で柔軟に対応するようプログラミングされているようである。本来のプログラミングが何らかの障害で支障をきたしても，脳機能からの研究報告は新たな関係を構築することを報告している。関係性とは捨てたものではないということであり，ヒトの能力を測る尺度は，能力の発現そのものが環境との関係で相互に作用し影響しあい変化するために定量化することが容易ではない。その一方で，折角備えもった能力が旨く駆動しない状況や，意識的に正当な認知を回避させてしまうような状況が発生することも事実である。失敗などに気持ちが捉われている状態，また，ごく当たり前にヒトの交流場面で生じる相手の表情をみて言葉をしり込みしたり，迷惑をかけたくないという配慮などから自分の正直な感性を表現できない状態などである。さらに，他者への過剰な配慮や，状況の推察などという高次な認知機能が時に自身の能力を抑制したり，自らをつらい方向へ追い込む働きをすることがあるということも留意しなければならない。不安とどのよ

うに向き合い対処していくかが問われる。情報をしっかり受け止めながらも揺れすぎず，無関心になりすぎない。内観療法とは，認知図式の質的転換を介し，内観療法の目指すあるがままを受け止める過程である。同時に私たちの中に眠っている個体側に準備された自己調整力や，自己成長能力を活性化させ，こころの平安を導く精神療法のように思われる。能力があるということがすなわち何でもできるということではなく，その能力を解発するための出会いが必要で，また，何もできないことはすなわち能力がないことではないということを一連の研究は示唆している。重要なことは，内観体験後，関係性の中で常に新たな関係性が構築され，ひいては既知のものとは異なる能力発現の可能性を秘めているということである。

文　献

1) Semir Zeki：A Vsion of the Brain 1993（河内十郎訳；脳のヴィジョン　医学書院）
2) J. M. G. イタール：アヴェロンの野生児（古武彌正訳）牧書店　1952
3) 中川大倫：心理学概論 II　放送大学放送出版協会　1985
4) 河内十郎：コミュニケーション機能からみた脳の可塑性　神経心理学 2003　Vol. 19　No. 1
5) Staudt M.：Right-hemispheric organization of language following early left-sided brain lesions：functional MRI topography. Neuroimage. 2002 Aug；16（4）：954-67.
6) Norihiro Sadato, Tomohisa Okada, Mnabu Honda and Yoshiharu Yonekura Critical Period for Cross-Modal Plasticity in blind Humans：A functional MRI StudyneuroImage 16, （2002）
7) Loftus, E. F.：Eyewitness testimony. Harvard University Press. 1979（西本武彦（訳）　1987　目撃者の証言　誠信書房
8) Michael I. Posner and Murcus E. Raichle Images Of Mind　養老孟司　加藤雅子　笠井清登（訳）　脳を観る　認知神経科学が明かす心の謎
9) Takeda, Y.,：Search for multiple target search：Evidence for memory based control of attention Psychonomic Bulletin & Review（in press）
10) 横澤一彦・武田祐司・熊田孝恒：位置，特徴，オブジェクトへのトップダウン的注意とその脳活動　認知神経科学, 3　2002
11) Michael Siegal：Knowing Children 1991（鈴木敦子　鈴木宏昭　外山紀子（訳）子供は誤解されている―その「発達」の神話に隠された能力―新曜社）
12) Ekman, P. and Friesen, W. Constants Across Culturee in the face and emotion 1971 Journal of personality and Social Psychology Vol 17, no, 2, 124-129
13) Hansen, C., and Hansen, R.：Finding the face in the crowd：An anger superiorityeffect Journal of Personality and Social Psychology 1998
14) Morris JS, Ohman A, Dolan RJ.：Conscious and unconscious emotional learning in the human amygdala. Nature 1998
15) 橋本章子　巽信夫　平林一政：うつ病者に試みた記述内観の変法　内観研究　2002
16) 川原隆造：内観療法の臨床　理論とその応用　新興医学出版社　1998
17) 巽　信夫：内因性うつ病者に対する内観療法について　―内観導入前の予備的対応に焦点をあてての考察―　内観医学会　1999
18) 大野　裕：「うつ」を生かす　うつ病の認知療法　1990　星和書店

（橋本章子）

第3章 内観療法の治療機制―精神分析の立場から―

Ⅰ．はじめに

　両親や配偶者など身近な人たちに対して,「お世話になったこと」,「世話をして返したこと」,「ご迷惑をかけたこと」という主に三つの課題を中心にして子どもの頃からの対人関係上の出来事を具体的に回想するという内観療法は，それを行った者にはどのように体験されるのであろうか。内観療法を行う者はひたすら内観に励むように激励され，心をこめて食事や風呂などの世話をされ，面接者からは深く頭を下げられて一人の人として尊重されるといった内観療法の構造は，それを行う者にどのような影響を及ぼすのであろうか。

　内観療法は，これまで多くの治療成果をあげてきたが，内観療法では内観を行った者の内的体験過程にどのようなことが生じ，それが障害や問題の解決，あるいはパーソナリティの成長にどのように役に立つのだろうか。精神分析療法，ライフ・レビュー法，回想法，内観療法といった多くの心理療法では，自分がこれまでどのような人生を歩んできたかを回想することで改めて自分の人生を問い直し，人生の意味を再検討することが重要な課題となっている。しかしそれぞれの心理療法は，独自な方法として発展してきており，それぞれに独自な枠組みでこれまでの人生を回想し，検討するものである。過去を回想する枠組みが異なれば，これまでの人生は異なった様相と意味を持つようになってくるものであり，それぞれの心理療法の成果は，その枠組みによって規定されている。

　指定討論者として筆者は，精神分析療法の観点からこれまでの人生を回想することにどのような意義があり，なぜそれが精神的健康を促進するのかといったことについて考えてみたい。また内観療法は，精神分析的立場からではどのような枠組みから過去を回想することであり，それを体験する者の内的体験世界にどのようなことが生じるのかということについても検討したい。

Ⅱ．精神分析における回想

　フロイトは，精神分析を創始した初期に「病気の原因となった過去の出来事を情動を伴って生き生きと思い出し，それを表現することで」症状が消失することを発見した。それは，「情動を伴って思い起こすことで，それまでそこで滞っていたエネルギーが解消する」からであると考えたのである。またフロイトは，「私たちが経験したことは，永久に私たちの意識のどこかにそのまま存在している」とし，過去の体験の記憶はそっくりそのままの状態でわれわれの心の中に埋もれているともした。こうして精神分析療法は，病気（症状）の原因となった埋もれている過去の出来事を発見していくものと

して発展し，それは「遺跡の発掘」に喩えられるものであった。

　フロイトは，1896年に『ヒステリーの病因について』という論文を発表したが，それはフロイト自身が診た男性6名，女性12名，合計18名のヒステリー患者に基づいてヒステリー発症のメカニズムを解明するものであった。

　この18名の面接からフロイトが明らかにしたことは，全ての患者が「幼児期に成人から性的誘惑を受けていた」ということであった。それは，以下のような三つのグループに分けられた。第一のグループは，見知らぬ大人の男性による多くは女の子に対する一回限りあるいは数回にわたる性的虐待を受けた人たちである。このグループは，性被害を受けた人たちである。第二のグループは，子どもたちの世話をする立場の大人たち，例えば子守，乳母，家庭教師，さらに近い親戚の人たちによる性的虐待を受けた人たちである。このことについてフロイトは，親友のフリースへの手紙に中で，「こうした人のうち，主要な虐待者は父親である」と述べている。このグループに属する事例がもっとも多かったが，これは今日注目されるようになってきている「性虐待」，あるいは「近親姦」の被害者である。第三のグループは，性の異なる二人の子ども，多くは兄と妹の性的関係である。この関係はしばしば，思春期を過ぎるまで継続されて，二人に後々まで消えない傷を残すことになる。このような子ども同士の性関係で特徴的なことは，男の子が以前に成人の女性から性的誘惑を受けており，そのような経験を通じて学んだことを妹との間で繰り返すということである。その意味で加害者となる男の子は，性被害者である。

　このようにフロイトが18名のヒステリー患者の心理療法から明らかにしたのは，ヒステリーの病因は大人の側からの性的誘惑という「心的外傷体験」であった。ヒステリーの発症についてのこのような考えは，「誘惑論」と呼ばれている。

　ところがその翌年の1897年にフロイトは，「患者が述べた大人から性的に誘惑されたというのは，患者の空想であり，実際に起こったことではない」と述べており，「誘惑論」を放棄した。つまり患者が成人から性的に誘惑されたと述べることは「欲動に基づく空想」であり，そのような空想がどうして生じるかということの解明と理解こそが精神分析療法の課題となったのである。

　このようにしてクライエントが心理療法で述べることは，それが実際にその人が体験したことそのものなのか，それともそれがクライエントの欲動に基づく空想，あるいはもとの体験がその後に種々の要因から修正されたものであるのかということが問題となった。

　フロイトが初期に取り上げたのは，成人からの性的誘惑という外傷体験をめぐる記憶であった。このような外傷性記憶は，それが時間を経ても何らの修正や変更が起こらずに，そのままの鮮明さで記憶に保たれていることは今日ではよく知られていることである。それに対してフロイトは，通常の外傷的ではない記憶は新たな経験やその他の要因によって再構成され修正されると考えていた。そして「記憶痕跡の形をとって存在する素材は，新たなもろもろの条件によって，折りにふれて再体制化され，書き換えを受ける」と述べている（小此木　2003年）。

　このように過去の記憶は，そのままの鮮明さで保たれていたり，新たな経験などによって書き換えられたりするのであるが，いずれにしても精神分析療法では，そのような記憶を思い出して認識することに対する「抵抗」を解釈で一歩一歩うち破っていけば，ついには病因となった出来事に行き着き，その出来事を生き生きとした情動を伴って思い出して表現することで神経症は解消されると考えられ

た。あるいはもっと後になって空想論, 欲動論が展開されてからは,「抵抗」の向こう側にある「エディプス王の悲劇が演じられている劇場」へ行き着き, それが自己の心の中核で演じられていることを深く認識することで神経症は消失するとされたのである。

精神分析の実践を始めた頃の筆者には, このようなフロイトのアイディアは科学的・論理的であり, 大変魅力的なものであった。しかし実践を重ねるなかで次第にはっきりしてきたことは, いくら抵抗を乗り越えていったところで, そこには神経症の原因となったある特定の出来事が遺跡を発掘するように存在しているわけではなく, あるいは特定の空想が発見でき, それを深く認識して受け入れると神経症が解決するというわけではないということであった。確かに病因となったように思われる外傷的な出来事に行き着くこともあり, 患者はその出来事を生き生きと情動を伴って思い出し, その苦しさを表現することもあった。そのことにより患者は, 楽になるようであったし, 患者の苦悩, あるいは患者その人をより深く理解できた。しかし, それはそれだけであって神経症が解消するわけではなかった。あるいはまた, 確かに「エディプス葛藤」としてもっともよく理解できる心の布置に行き着くこともあった。そのことにより患者の理解は深まったが, それはそれだけのことだった。

経験を重ねる中でやがて明確になってきたことは, 精神分析療法は過去にある病因となった出来事を発見したり, 抵抗の向こうに既に存在しているある空想や願望を明るみに出すようなものではないということであった。それよりもむしろ過去を意味あるものとして物語ること, あるいは人生を意味あるものとして創造していくことであり, そのことから患者は人として成長していき, 問題や課題あるいは症状が消失するようであった。フロイト自身 (1937) は, 「精神分析における記憶の回想は, 分析者と被分析者との間の共同作業であり」,「この再構成は分析者と被分析者二人で形成していく再構成であり, 物語化である」という考えを最終的には提出したが (小此木 2003), 筆者自身の経験はフロイトのこの考えを支持するものである。

このように精神分析における過去の回想の枠組みは, 初期の病因の発見という因果関係論的なものから, 人生を意味あるものとして再構成するものへとなり, その枠組みの違いによって精神分析療法の進め方や過程は異なった意味と様相を示すものとなり, 再構成された人生は異なった意味を持ったものとなったのである。

III. あるアルコール依存症者の回想

次にあるアルコール依存症の男性が自発的に行った回想について考えてみたい。この男性が行った回想は, 人生を振り返って再構成することにどのような意義があり, そのことが何故パーソナリティの成長を促してアルコール依存症を克服したかを見事に示している。

この男性の飲酒が目立って問題となったのは, 40歳になってからであり, やがて次第に飲酒のために社会的・経済的に追いつめられ, 身体も壊してしまいアルコール依存症を克服するしかなくなった。克服は大変困難であり, 失敗を積み重ねながら次第に自分の過去を回想するようになった。自然発生的な自己流のライフ・レヴュー, 回想法が起こったのである。

その結果彼が最終的に到達したのは,「生かされている自分」を深く認識したことであった。そして

「生かされている自分」という枠組みから，自分の人生を再構成したのである。

このような「生かされている自分」という枠組みは，飲酒時に「酒を飲んで体を壊そうがどうしようが，自分の体を自分が好きなようにするのだからほっておいてくれ」というものと鋭く対立するものであった。今や彼は，「自分だけの身体」ではなく，「親から与えられた身体」と認識しており，「親から与えられたのだから，自分の欲望だけから駄目にするわけにはいかない」と言う。このように「生かされている自分」という新たな枠組みで過去を振り返ってみると，これまでの人生が全く異なったものとして見えてくるようになった。

アルコール依存症は，アルコールへの身体的・心理的依存が中核的力動であり，その克服は依存性をめぐるものである。最初彼は，なにがあっても断酒会に出席するということに示されているように「断酒会」依存症となった。次に彼は，アルコールを飲むように趣味に没頭した。最終的に彼は，「生かされている自分」という枠組みから過去を回想することになったが，そのことによって彼の依存性に決定的な変化が引き起こされたのである。

「生かされている自分」は，先祖，祖父母，父母といった長い長い過去の歴史を経て受け継がれてきた自分であり，それはまた子ども，孫，子孫へと永遠の未来に引き継がれていくであろう自分である。つまり「生きている自分」という個としての自分をはるかに越えた歴史・時間の中に自分を位置づけることであり，自分が長く長く続く歴史の一員であることを認識することによって彼の依存性は満たされたのである。また将来へ永遠に続く「生かされている自分」という認識は，「不死のイメージ」にもつながるものである。

このように「生きている自分」から「生かされている自分」という枠組みの変化は，彼の人生を意味あるものとし，依存性が満たされ，そのことによりアルコール依存症を克服することができたのである。

IV. 内観療法の治療機制

両親や配偶者など身近な人たちに対して，自分が「お世話になったこと」，「世話をして返したこと」，「ご迷惑をかけたこと」という主に三つの課題を中心にして子どもの頃から具体的な出来事を回想するという内観療法は，それではどのような枠組みから人生を回想するものであり，それがどのようにして内観をする人に人としての成長をもたらすのであろうか。

このような枠組みからでは，「お世話になったばかりで」，「何も世話をして返したことがなく」，「迷惑ばかりかけた」自分へ直面することになり，罪深く，全く駄目な自分を深く認識せざるをえない。このように人生を回想する枠組みは，精神分析の立場からは「マゾヒズム」として概念化された態度そのものと言ってよいだろう。

マゾヒズムはこれまで，ナルシシズムとともに病理的なものとして考えられてきた。コフート(Kohut H)はナルシシズムの正常な側面とその発達について解明したが，正常なマゾヒズムの役割とその発達について明確にしたのは中久喜雅文（1993，1994）である。中久喜は，ナルシシズムがアメリカ文化の根にあるのに対してわが国の文化はマゾヒズムで特徴づけられ，「わび」，「さび」といった

ものも，マゾヒズム的態度から生まれた洗練された文化であるとした。またわが国では自分を犠牲にして子どものために尽くすマゾキスティックな母親像は，母親の理想でもあったし，我が身を捨てて会社のために忠誠を尽くす勤勉でワークホリックな男性が日本社会を支えてきたのであり，マゾヒズム的生き方は，わが国での理想的で望ましい姿として認められてきた。

このようにわが国で特徴的なマゾヒズム的生き方やマゾヒズム的対人関係の原型は，母親と子どもの関係に求められるが，古沢平作は阿闍世コンプレックスの概念でこれを理解しようとした（小此木敬吾　2003）。阿闍世は，王としての地位を得るために王である父親を殺し，またそれを邪魔して父親を助けようとした母親をも殺そうとした。しかし阿闍世はひどい悪臭がして誰も寄せつけないような皮膚病になってしまったが，そのような阿闍世を献身的に看病したのは阿闍世が殺そうとした母親であった。このことから阿闍世は，父親を殺し母親さえ殺そうとしたこのような残酷でひどい自分でも「許されたのだ」と体験し，そこから深い罪悪感と良心の呵責の念が引き起こされたのである。このような罪悪感を克服するのに阿闍世は，自己犠牲的でマゾキスティックな母親を内在化した。

内観療法では，内観を行った者は必然的に「お世話になったばかりで」，「何も世話をして返したことがなく」，「迷惑ばかりかけた」自分へ直面することになる。罪悪感をどれくらい深く認識し，罪深い自分にどれくらい直面するかが内観療法が有効となるかどうか，その人の成長を促すかどうかの鍵である。罪悪感を深く体験すればするだけ，同時にそのような自分が生きていることを許され，愛され，見捨てられていないということを深く実感すればするだけ，世話になった人たちへの感謝の念が強くなるのである。内観療法の構造もまた，こうした認識を促すものである。内観する者は，他のことに煩わされるずにひたすら内観に励むように激励される。食事，風呂などは，準備され，世話をされる。面接者は，内観者に向かって深々と頭をさげることで内観者を尊重し，大切に思っていることを示す。

このようにして内観者は，ひどく罪深い自分に直面しながらも，それと同時にそのような自分も生きていることを許され，愛されてきたことを認識するのである。病理的で抑うつ状態へ至るマゾヒズムとこのような正常なマゾヒズムに違いは，罪悪感とともに愛されている感覚が伴っているかどうかである。愛が伴っていることで正常なマゾヒズムは，成熟していくのである。内観療法が内観者の成長を促したり，問題の解決にいたるのには，このような意味での正常なマゾヒズムが成長していくからであると考えられる。

内観療法では，過去の対人関係上の出来事を生き生きとヴィヴィッドに情動を伴って回想することに意味がある。このように回想されるのは，過去に実際に起こったことそのものなのであろうか。それとも，その後の体験や空想などにより修正されたものであろうか。内観療法で回想されることは，もちろんその全てが外傷的な出来事だけというわけではない。それを体験した時には，ごく通常で日常的なことで心に大きな痕跡を残さず，なんら印象に残るものではなかったかもしれない。しかし内観療法の枠組みから見ると，そのような体験は全く意味が異なって新たな様相を帯び，特別なヴィヴィッドで生き生きとした情動を伴ってものとして浮かび上がってくるのである。たとえて言えば，望遠鏡や顕微鏡という枠組みである対象に焦点を当てると，それまで全く見えていなかったものが，明瞭でヴィヴィッドに見えてくるようなものではないだろうか。このように内観療法的枠組みという新たな視点から，それまでの人生を回想してみると，人生はヴィヴィッドで生き生きとしたものとな

るのである。そのような回想は，回想をしたその人に新鮮な驚きをもたらし，この新たな枠組みで，人生を意味あるものとして再構成し，創造していくのである。これは，一つの新たな物語であると言ってよいだろう。

　健康なマゾヒズムの表れとしては，ユーモア，創造性，利他主義，勤勉，共感，受容などが挙げられるが，こうした特質はより成熟した人を特徴づけるものである。内観療法は，こうしたより成熟したパーソナリティに導くものであり，正常なマゾヒズムの成長を促すことで内観療法が治療的に有効となるのではないだろうか。

V. おわりに

　「記憶と精神療法―回想と内観―」というこのシンポジウムの指定討論ということで，筆者が実践している精神分析療法の立場から，内観療法で人生を回想することにどのような意義があり，なぜそれがその人のパーソナリティの成長に役立つのかについて若干の検討を行った。また内観療法では，回想する枠組みが「マゾヒズム的態度」であり，それがわが国の文化を特徴づけるものであることについても考えてみた。内観療法，ライフ・レビュー法，精神分析療法など種々の心理療法では，回想することが重要な課題となるが，どのような枠組みから回想するかに特徴があり，枠組みによってそれぞれに異なった人生が再構成されることになるのではないだろうか。

文　献

1) Breuer J & Freud S：*Studies on Hysteria*. Standard Edition, Vol. 13, London：Hogarth Press, 1985（懸田克躬・小此木敬吾訳：ヒステリー研究　フロイト著作集7　人文書院　1974）
2) 一丸藤太郎：アルコール依存症の克服過程に関する分析的研究（1）．広島大学教育学部紀要　第Ⅰ部　第36号：129-139，1987
3) 一丸藤太郎：アルコール依存症の克服過程に関する分析的研究（2）．広島大学教育学部紀要　第Ⅰ部　第37号：197-206，1988
4) 一丸藤太郎：フロイト派．臨床心理行為―心理臨床家でないとできないこと（氏原寛・田嶌誠一編）．創元社，PP88-104，2003
5) 小此木敬吾：精神分析のすすめ―わが国におけるその成り立ちと展望―　創元社　2003
6) 中久喜雅文：「正常な」マゾヒズムとマゾヒズム発達ラインという概念―それらの超文化的，ならびに臨床的意義―．今日の精神分析（西園昌久　監修）．金剛出版，262～294，1993
7) Nakakuki M：Normal and developmental aspects of masochism：Transcultural and clinical implication. *Psychiatry* 57：244-257, 1994
8) Freud S：*The Etiology of Hysteria*. Standard Edition, Vol. 3, London：Hogarth Press, 1896（馬場謙一訳：ヒステリーの病因について　フロイト著作集10　人文書院　1983）

（一丸藤太郎）

第4章 回想法と内観療法

I．はじめに

　精神療法にはそれぞれ治療目標があり，その治療目標を達成するための治療構造と治療技法がある。治療中に起こる心理的展開やその精神療法の治療機序を解明することは科学的精神療法を目指す上で極めて重要である。この度筆者らは内観療法の治療機序を検討するため回想法との比較研究を行った。
　回想法と内観療法はともに過去を繰り返し，回想する精神療法であるが，治療目標とそれに対する治療構造，治療技法などが異なっている。治療構造の違いが治療効果にどのような影響を及ぼすのかを検討するために，今回2つの精神療法を比較した。

II．回想法と内観療法の比較

1．歴　　史

　表1に示すように，回想法は1963年にアメリカの精神科医ロバート・バトラー（Robert N. Butler）博士が考案したものである。ロバート・バトラー博士によると，高齢者の回想は死を間近にして自然に起こる心理的過程であり，また過去の未解決の課題を再度とらえ直すことにつながる積極的な役割をもつものとして提唱された[1]。ロバート・バトラー博士による回想法の提唱に始まり，回想法は急速に臨床・実践の場に広がり，多くの場と職種に様々な形式で応用されるようになった。回想法に対

表1　歴史の比較

	回想法	内観療法
開発時期	1963年	1968年
創始者	ロバート・バトラー	吉本伊信
国　籍	アメリカ	日　本
職　業	精神科医	書道家，企業家，僧侶
創案当時の創始者の考え	高齢者の回想は，死をまじかにして自然に起こる心理的過程であり，また過去の未解決の課題を再度とらえ直すことにつながる積極的な役割をもつものである。	4回目の「身調べ」で遂に宿善開発，転迷開悟に達した。その時の心境は「嬉しくて嬉しくてこの大法を出来るだけ多くの人達に伝授したい」

して，内観療法は日本に生まれたもので，その前身は日本の「身調べ」と称された宗教的精神修養法である。書道家，企業家，僧侶でもある内観療法の創始者吉本伊信は1937年11月，4回目の「身調べ」で遂に宿善開発，転迷開悟に達して，その時の心境は「嬉しくて嬉しくてこの大法を出来るだけ多くの人達に伝授したいとの情熱に燃えた」と記している[26]。その後，吉本伊信は「身調べ」を脱宗教化と簡易化につとめ，「内観法」を考案した。1965年以降日本の教育界，企業，一般社会に普及し，1968年には内観療法の基本骨格である内観3項目が確立されることによって，「内観法」は「内観療法」として医療界に導入された。

2．基本構造

　回想法と内観療法の重要な区別は基本的な治療構造である回想テーマであると考えられる。回想法のテーマは生まれてから今までの懐かしい思い出となっている。例えば幼年期の家庭生活，住んでいた家，学童期の学校生活，遊び・運動，青年期の友人関係，壮年期の子育てなどである。つまり，回想法のテーマは固定したものではなく，回想の展開により臨機応変に変更されるものである。一方，内観療法のテーマとしては，他人に「お世話になったこと」「して返したこと」「ご迷惑をかけたこと」という決められた内観3項目である。例えば集中内観の場合，母親に対して内観すると，生まれてから6歳までお母さんに「お世話になったこと」「して返したこと」「ご迷惑をかけたこと」を1～2時間かけて想起させ面接を行う。次の1～2時間は母親に対して小学校1年生から6年生までの内観をするといった具合に，想起する年代区分を変えて行う。母親に対する内観が終わると，父親，兄弟，姉妹，配偶者，子供，友だち，同僚など周りの人々に対して内観3項目について回想する。

3．適　　応

　回想法の対象はほとんど高齢者であり，例えば伴侶を亡くした高齢者，終末期ケアを受ける高齢者，手術を目前に控えた患者，痴呆性高齢者，高齢うつ病者，知的障害を有する高齢者，在宅独居高齢者，各種施設居住者など広範囲にわたる[14]。内観療法の対象は，神経症圏の疾患を有する患者，依存症性疾患，うつ病（神経症化）を有する患者，コンサルテーション・リエゾン精神医学の領域，ターミナルケアーなどとなっている。また，学校・矯正施設の教育，家庭・職場，一般社会の精神衛生の面も応用されている[4]。

4．治療効果

　回想法による治療効果には自己内面への効果と対人関係への効果があげられる。自己内面への効果としては①過去からの問題の解決と再組織化および再統合を図る，②アイデンティティーの形成に役立つ，③自己の連続性への確信を生み出す，④自分自身を快適にする，⑤訪れる死のサインに伴う不安を和らげる，⑥自尊感情を高めるなどが認められている。対人関係への効果としては①対人関係の進展を促す，②生活を活性化し，楽しみを作る，③社会的習慣や社会的技術を取り戻し，新しい

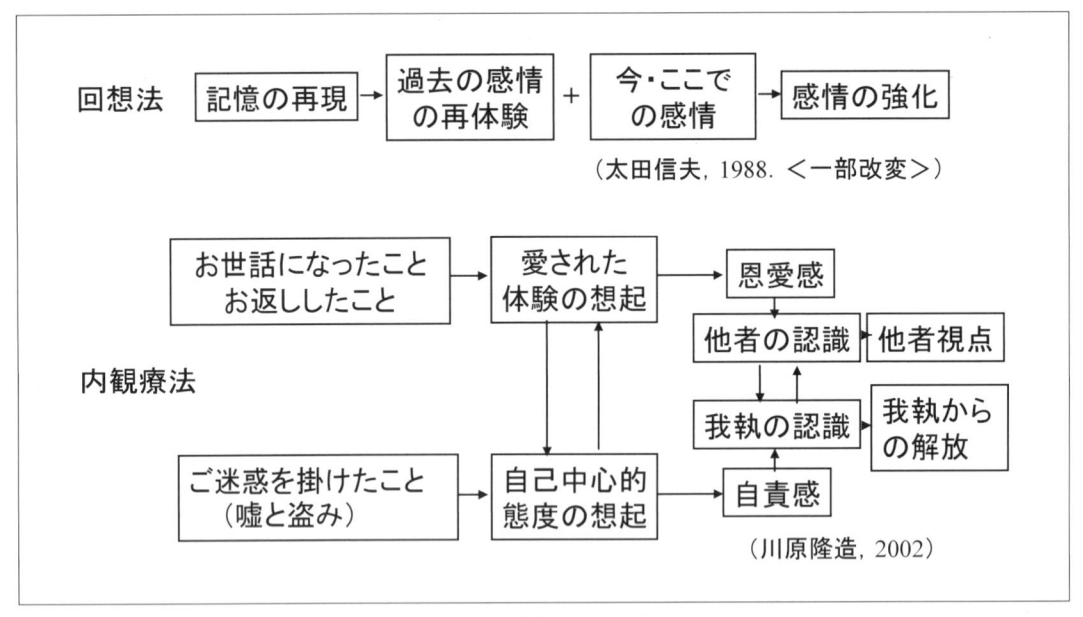

図1 情動変化の比較

役割を担う,④世代交流を促す,⑤新しい環境への適応を促進するなどが認められている[14]。

内観療法による治療効果としては状態・特性不安の軽減[2,16,21],自他受容心性の強化[7,20],合理的・客観的自我機能の強化[7],神経質・抑うつなど精神健康状態の改善[6,8,22]などが認められている。

5．情動変化

回想による情動変化は大田[15]の仮説によると,図1に示すように,回想することによって記憶を再現すると同時に過去の感情の再体験により,過去の感情を今・ここでの感情に重ね合わせて強化される。

内観療法による情動変化は以上の感情の強化が伴うと同時に,さらに,川原[5]は以下のように論述している。内観3項目について回想することにより,支えられ愛された体験の想起と自己中心的態度の想起から「恩愛感」と「自責感」が沸く。この「恩愛感」と「自責感」は車の両輪のごとく認知の変化を進めていく。内観者は「恩愛感」を感じることによって,近親者をはじめ他者の存在を認め他者に畏敬の目を向け,つまり「他者の認識」が可能となり,「他者視点」を獲得することになる。また,内観者が自己中心性に気づいた時「自責感」を抱くが,そのような自分を見捨てずに愛情を注いできた近親者の行為に感動し,我執に満ちた自己を認識できて,この「我執の認識」が「我執からの解放」を促す。

6．分　類

回想法は個人回想法とグループ回想法に2大別することができる。また,自由なテーマで楽しいこ

とに焦点を当てる一般的回想に対して，構造的，評価的，個別的な特徴を持つライフレビューの回想形式もある。ライフビューは，トラウマ体験（痛ましい記憶）など不快な回想をすることもあり，またなんらかの問題についてとりあげ，そのことについて話合ったりする。実際，回想とライフレビューは臨床・実践の場では両者とも重複，交叉して表出される[14]。

内観療法の分類については，1週間前後，一定の治療構造の中で行う内観は集中内観であり，これに対して，日常生活の中で行う内観は分散内観という。身近な人々についての内観に対して，自分の体と自分との関係を内観することは身体内観という。また，家族療法として親子や夫婦について用いる場合もある。それに，他の精神療法との併用により，森田併用内観療法，認知併用内観療法などもある[4]。

III．内観療法の基本構造と回想法のライフイベントの比較

回想法と内観療法の治療構造と治療技法には違いがあるが，ここで2つの精神療法の基本構造とする回想テーマに注目して検討する。回想テーマの違いは治療中の心理的変化にどのような影響を及ぼすのかについて検討した。

今回は2つの心理療法を同じ技法で持って治療構造の中の回想テーマだけを異にして比較を行った。

1．対象と方法

対象は18名の健康成人である。各療法に入る前に18名の対象者に身体的心理的問題点を記述させ，この調査により各被検者の年齢，性別，心身的健康の面に偏りのないように配慮し，回想群（男性6名・女性3名，平均年齢21.7±1.7歳）と内観群（男性6名・女性3名，年齢21.3±3.5歳）に分けた。いずれの群に対しても回想法として説明した。

治療は3日間の集中体験として，短期集中内観或いは集中的回想となっている。集中体験前，集中体験後と3ヶ月後に，STAI（状態・特性不安テスト），TEG（東大式エゴグラム），YGテスト（矢田部・ギルフォード性格検査），PF Study（絵画・欲求不満テスト）などの心理テストを行った。また集中体験後と3ヶ月後に"回想法を体験して"と題して感想文も書かせた。感想文の項目は"回想法前後で母，父，他の人たちおよび自分自身に対する見方がどのように変わりましたか"，"現在のあなたの身体的あるいは心理的問題に対して何かヒントを得ましたか"，"回想法で気付いたことは何ですか"などとなっている。心理的展開を評価するために，感想文と回想記録について「鳥大式内観評価表」を用いて評価した。統計処理としては両群の比較をMann-WhitneyのU検定とχ^2検定で，各群の実習前との比較をWilcoxonの符号順位検定で行った。

両群の治療構造と治療技法に関しては，表2に示しているように，内観群には「内観3項目」と「嘘と盗み」のテーマを回想させ，対照群には入学式，運動会，夏休みなどのイベントについて年齢区分毎に3つずつ回想させた。各被検者を集中させるために屏風の中に入らせ，7：30から17：00ま

表2 両群の治療構造と技法

		内観群	回想群
治療構造	基本構造	内観3項目と「嘘と盗み」を回想	イベントを回想
	集中のための治療構造	時間的条件；7：30～17：00，3日間，2時間置きに面接，面接と面接の間で記録。夕食後から23：00まで1時間置きに記録。 空間的条件；7：30～17：00の間に屏風の中で内観及び回想，行動と対人接触を制限。	
治療技法		1）謙虚で厳格な対応（父性的構え） 　　礼儀正しく，いたわり・慈しみの態度（母性的構え） 2）治療の場―個別性と集団性	

で外部との連絡を禁止し，面接者以外との交流も禁止した。両群とも1時間置きに回想内容を変えて回想させ，2時間置きに面接を行った。面接時には1時間かけて回想した内容を述べさせ，面接を行わない時の1時間の内観および回想内容を記録用紙に記録させた。17：00に帰宅し，夕食後から23：00までの間に1時間置きに記録用紙に4回記録させた。面接者の被検者に対する態度は極めて礼儀正しく，謙虚で言葉遣いも丁寧であるが，毅然たる父性的姿勢で臨んだ。同時に，特に女性の面接者はいたわり慈しみという母性的な態度で対応した。面接者と学生は実習を施行する前後でミーティングを行って，実習前に両群とも回想法として説明し，禁則事項などを述べた。終了後には，この心理療法に関する学生の感想，面接者の評価などを話し合った。

2．評価尺度についての説明

　STAIはスピールバーガー（Spielberger C. D.）が開発したもので，状態不安（S不安）と特性不安（T不安）の両方を測定できる一般用あるいは臨床用の不安検査である[9]。状態不安は一時的な情動状態で，時間の経過により変動する。主観的には緊張感，イライラ感，心配といった感情で，自律神経系の活性を伴う不安である。特性不安は個人の不安特性を表す。状況を脅威的で危険だと認知して反応する傾向を示す不安である。

　TEGは精神分析をやさしく実用化した交流分析の理論にそって，人間の性格，自我機能の強さ，行動パターンを評価する心理テストである。TEGに含まれている5つの部分としては，理想，良心，責任，批判などの価値判断や倫理観など父親的な厳しい部分（Critical Parent：CP），共感，思いやり，保護，受容などの子供の成長を促進するような母親的な部分（Nurturing Parent：NP），事実に基づいて物事を判断しようとする部分（Adult：A），親の影響をまったく受けていない生まれながらの部分（Free Child：FC），人生早期に周囲の人たち（特に母親）の愛情を失わないために，子供なりに身につけた処世術を持つ部分（Adapted Child：AC）である[24]。

　YGテスト（矢田部・ギルフォード性格検査）は人間の情緒特性，人間関係特性，行動特性，知的活動特性など多面的な情報を得られる心理テストであり，以下の12尺度から構成されている[25]。D

(Depression：抑うつ性)，C (Cyclic tendency：回帰性傾向)，I (Inferiority feelings：劣等感の強いこと)，N (Nervousness：神経質)，O (Lack of Objectivity：客観性がないこと)，Co (Lack of Cooperativeness：協調的でないこと)，Ag (Lack of Agreeableness：愛想の悪いこと)，G (General activity：一般的活動性)，R (Rhathymia：のんきさ)，T (Thinking extraversion：思考的外向)，A (Ascendance：支配性)，S (Social extraversion：社会的外向) などである．

PF Study はローゼンツァイク (S. Rosenzweig) の独自の力動的人格理論に基づき作成された心理テストであり，人為的ないし非人為的な障害により直接に自我が阻害され欲求不満を起こしている場面（自我阻害場面）と，他者からの非難や詰問によりいわゆる超自我が阻害され欲求不満を招いている場面（超自我阻害場面）から構成されている[17]。このテストには人間の自我阻害に対する反応方向を次の3つに分類されている。① 他責 (Extraggression)：怒りや失望を表現し，欲求不満の原因は相手にあるのだと責め，問題解決を要求する。② 自責 (Intraggression)：怒りや失望を抑え，欲求不満の原因は自分にあることを認め，解決の責任を自分でとる。③ 無責 (Imaggression)：やむを得なかったことだとして，誰も非難しないで許し，耐え忍び，解決を時間の流れなどにまかす。したがって，このテストで自我や超自我が阻害を受けた時の反応の評価を行うことができる。

表3 鳥大式内観評価表

	事実の想起	他者視点	恩愛感	自責感
3段階	当時の自分の心境と相手の状況も考えながら想起する	他人の立場に立った見方ができる	全ての人達に生かされていることに気付き，お返しをしようと思う	自己中心性を認め，申し訳なく償おうと思う
2段階	相手の状況も考えながら具体的に想起する	事実に基づく見方であるが，他者の立場を理解できる	周りの人々に支えられ，あり難いと思う	自己中心性に気付いたが，償う気持ちには至らない
1段階	事実の想起はあるが，具体性がない	事実に基づく見方であるが，他者の立場を理解しない	近親者に愛されていると感じるが，あり難いとは思わない	迷惑の想起はできるが，自己中心性に気付かない
0段階	事実の想起がほとんどない	自分のことしか考えない	愛された体験を想起できない	迷惑の想起ができない

「鳥大式内観評価表」は内観療法による心理的な変化を評価するために鳥取大学医学部附属病院内観療法グループが作成したものであり，**表3**に示しているように4項目からなっている。相手の状況または自分の心境を含む具体的な事実を想起する程度を「事実の想起」とし，他者を理解し他者の立場に立つ程度を「他者視点」とし，他人に支えられ愛されていることに気づき，ありがたさを感じる程度を「恩愛感」とし，他人に迷惑をかけて自己中心的な自分に気づく程度を「自責感」として作成している。3段階の達成度が一番高いとして各項目のレベルを4段階に分けた。

3．結　果

心理テストに関して，集中体験前の内観群と対照群の各種心理テストの結果を比較したが，両群の間に統計的差異はなかった。

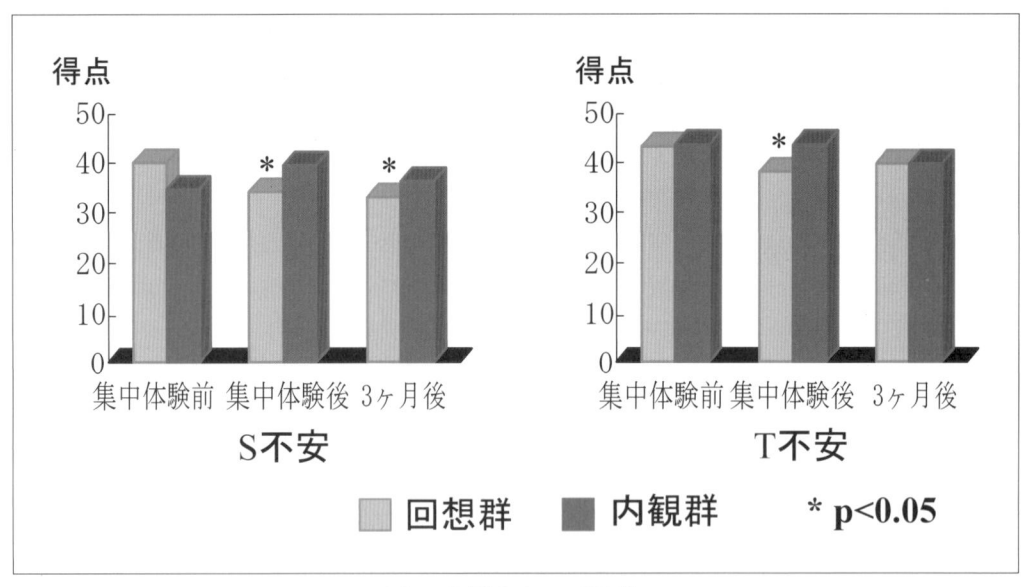

図2 両群のSTAIの変化

STAIの変化については図2に示すように，内観群の状態不安（S不安）と特性不安（T不安）の得点は集中内観前と比較して，いずれも集中内観後と3ヶ月後に有意な変化がなかった。回想群のS不安は集中回想後（34.0±10.0），3ヶ月後（33.0±6.3）ともに集中回想前（39.9±12.6）より有意に低値で（p＜0.05），T不安は集中回想前（42.9±15.4）より集中回想後（37.9±14.8）に有意に低値であった（p＜0.05）。

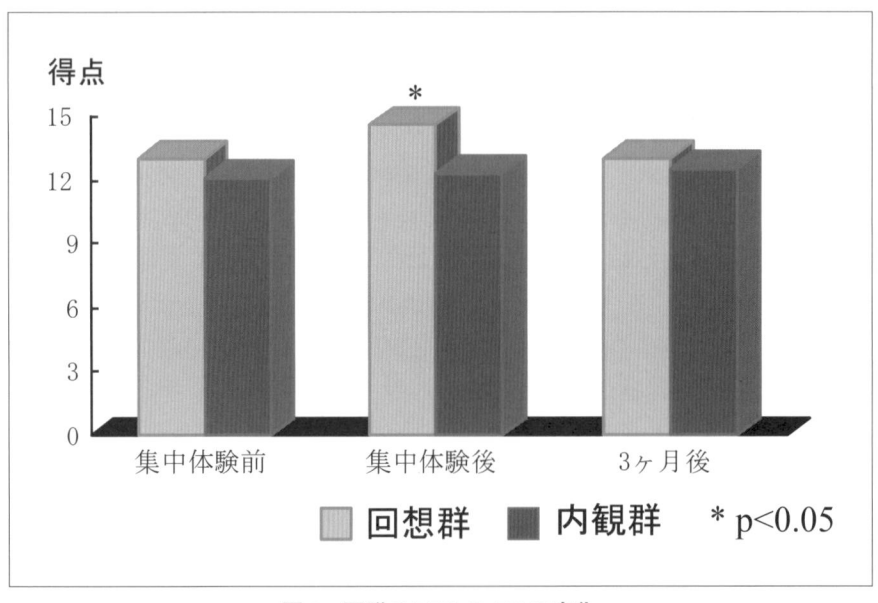

図3 両群のTEGのFCの変化

TEG の FC（free child：自由な子供の自我状態）の変化については，図3に示すように，対照群のFC は集中回想後（14.6±2.2）に集中回想前（13.0±2.6）より有意に高値であった（p＜0.05）。このことは活発で天真爛漫で好奇心が強いなどの長所を意味し，自己中心的で感情的である短所も意味する。一方，内観群ではいずれの指標においても有意な変化を認めなかった。

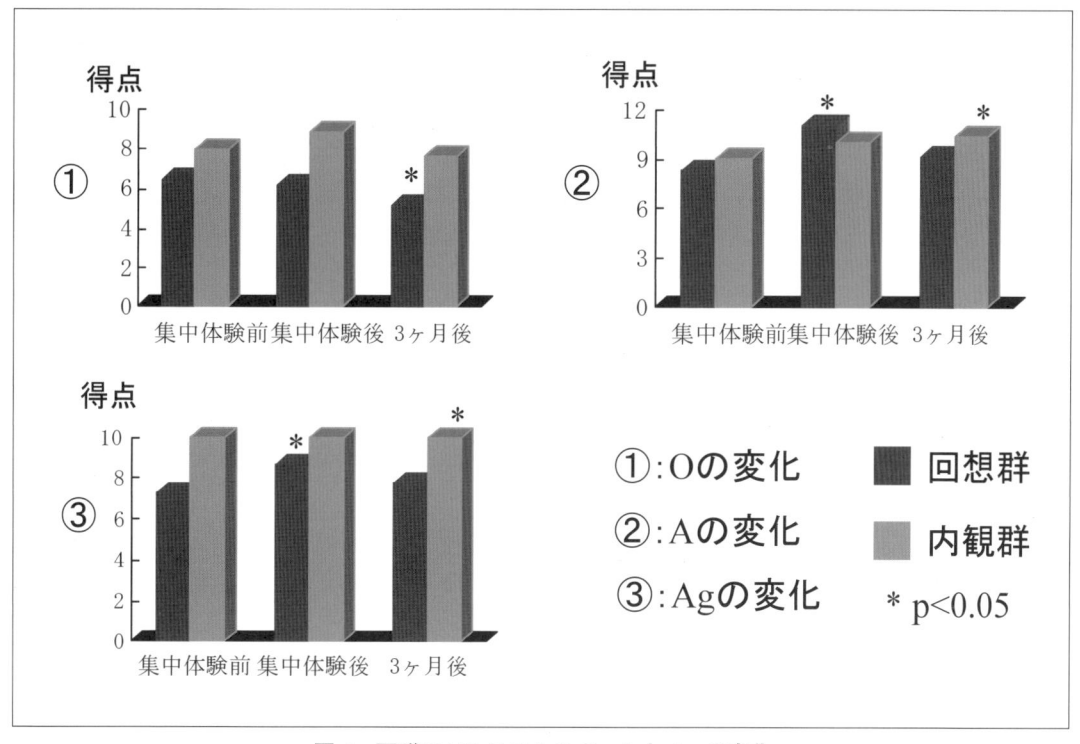

図4 両群のYGテストのO，AとAgの変化

YG テストの変化に関しては図4に示すように，O（lack of Objectivity：客観性がないこと）については，回想群は3ヶ月後（5.1±4.4）に集中体験前（6.4±3.6）より有意に低下した（p＜0.05）。このことは現実的，客観的などの長所を意味し，妥協しやすい，信念が乏しいなどの短所も意味する。YGテストのA（ascendance：支配性）については，回想群の得点は集中体験前（8.3±3.0）と比べ集中体験後（11.0±4.9）に有意に高値であった（p＜0.05）。内観群では3ヶ月後（10.4±6.0）に集中内観前（9.0±6.5）より有意に高値であった（p＜0.05）。このことは指導者意識，集団的行動力などの長所を意味し，自己顕示的でお山の大将などの短所も意味する。また，YG テストのAg（lack of agreeableness：愛想のないこと）については，回想群は集中体験後（8.7±4.7）に集中体験前（7.3±4.3）より有意に高値で，内観群は3ヶ月後（13.3±3.4）に集中内観前（10.3±4.0）より有意に高値であった。このことは積極的心性，自尊心の高揚などの長所を意味し，攻撃的，短気などの短所も意味する。YG テストの他の指標については両群とも有意な変化を認めなかった。

P-F Study についてはいずれの指標においても有意な変化を認めなかった。

「鳥大式内観評価表」による評価結果に関しては，「恩愛感」については集中体験後に2または3段

階に達した人数は回想群9例中7例（77.8％），内観群9例中3例（33.3％）で前者の方が多かった。「自責感」については，回想群ではいずれの時点においても皆無であったが，内観群で2または3段階に達した人数は集中体験後に9例中3例（33.3％），3ヶ月後に9例中1例（11.1％）であった。集中体験後に内観群は回想群より高い段階に達する人数が多かったが，3ヶ月後には両群の間に差はなかった。両群の他の指標に関してはほぼ同等であった。

結果の要約

　回想群では集中体験直後に不安の有意な軽減，精神的活性化，自尊心と積極的心性の向上などを意味する指標は有意に高値であった。それに「恩愛感」の高い段階に達した人数は内観群より多かった。また，3ヵ月後の常識的・客観的認識の獲得などの有意な増加も認めた。

　内観群では3ヵ月後の積極的心性，自尊心などの向上を認めたが，他の心理テストの指標については有意な変化がなかった。内観群の「自責感」は回想群より高い段階に達した人数が多かった。

IV. 考　察

　今回の結果から，3日間の回想法は短期集中内観より効果的で，前述した回想法による「自分自身を快適にする」，「不安を和らげる」，「自尊感情を高める」，「対人関係の進展を促す」などの効果を支持していると考えられる。一方，短期集中内観では十分な効果が見られなかった。このことから，2つの精神療法の「治療過程」に生じる心理的な変化が異なっているではないかと考えられる。このことを理解するために，2つの精神療法の目的から考えてみたい。

1．2つの精神療法の治療目的

　回想法は前述した自己内面への効果と対人関係への効果を達成するため，自然に自分自身を十分に満足させることが目的となっている[14]。

　一方，内観療法は内観者の情動・基点の変化と認知の変化を目指している[5]。情動・基点の変化としては前述したように，内観者の「恩愛感」と「自責感」を生じさせることにより，「他者視点」の獲得と「我執からの解放」を目的としている。認知の変化としては，内観者は「事実の再認識」から始まりこれまでの自己に対する解釈の再検討や世界に対する意味付けの再検討「認知の修正」が行われる。前述した「他者視点」や「我執からの解放」などの基点の展開の基で「客観的現実的認知」を修得し「自己発見」に至ることは目的である。

　また，長山[13]は内観療法の過程を依存攻撃的認知（自己基点知覚）から日常的認知（事象基点知覚）へ，および日常的認知（事象基点知覚）から内観的認知（他者基点知覚，他者視点）への2ステップに分けた。つまり，内観的認知（他者基点知覚，他者視点）を獲得することは内観療法の目的であると語っている。それに，巽[23]は「内観のねらいは，自分の罪性への気づき（相対的自我変容）の積み重ねを通じ，死をとりつめる（絶対的自我変容）ことである」と述べた。

　従って，内観療法は回想法と違って，自己変革を目指している精神療法であり，著明な治療効果を

得るためには，自分を見つめて葛藤や不安を直視することが必要であり，当然抵抗が生じることが考えられる。

2．2つの精神療法に見られる抵抗

　回想法による抵抗に関する報告は皆無であったが，集中内観中に生じる抵抗に関しては多く論述されている。

　石田[3]は「内観2～3日は記憶想起が容易でなく自責的思考になれない，ときには指導者に反抗的になると言うような各種の自我の抵抗が現れる。つまり，無意識的に自責的思考に頑強に抵抗する」と指摘している。村瀬[10,12]は集中内観の治療過程を"導入・摸索期，始動・抵抗期，洞察・展開期，定着・終結期"の4段階に分けて分類し，内観療法による心理的な変化については以下のように述べている。「通常内観者は3-4日目頃から自分が如何に多くの愛情を身近な人々から受け今日に至ったか，それに対して自分は何らお返しをしていない。これまで気づかなかった実に多大な迷惑をそれらの人々に掛けていたことに実感を持って気づくようになる」。また，竹元[19]も独自の内観評点によって内観の内容を評価したところ，「3日目から4日目で一時的に停滞するが，5日目・6日目になると急速に内観が深化している。なお，内観体験の感想（気分）と内観自体の評価によると，喜び，すっきりした感じは4日目から出ている」と示している。それに，高橋[18]は自らの体験から集中内観を「自閉的な時期」，「他者の存在を意識するようになった時期」，「内観できない葛藤を経験する時期」，「罪業感や償いの気持ちが高まった時期」，「抑うつpositionを通過し，自分なりのidentityを感じるに至る時期」など5段階に分けた。

　以上の論述から見ると，集中内観の初期段階では洞察に至らず，むしろ自閉的で抵抗が強い時期だと考えられる。筆者ら[16]は69名の内観者にSTAIを用いて調査した結果，S不安は初日から有意に漸減していたが，個人の不安傾向を表すT不安は1日目から4日目までは有意な変化が見られなく，5日目から内観後まで有意に漸減していた（$p<0.01$）。見られたT不安の変化も以上の論述を支持していると考えられる。

　内観療法による自己変革に関して，村瀬[11]は以下のように述べている。「自己の我執との戦いは内的な苦しみである。従って，自我変革を無意識のうちに避けようとする人もいる。自己のあまりの浅ましさ情けなさに気づきかけて恐ろしくなり，内観を止めようとしたり，自虐的に自分を責めさいなんだりする場合もある。」つまり，内観療法による自己変革の方向に向かうと同時に抵抗が生じることを指摘している。内観療法では，自己の奥深い心の葛藤や普段目を背けていた自己を掘り起こすことになるので，内観者は厳しい抵抗に打ち勝つ必要がある[4]。従って，背けていた自己を見つめるようになる時に生じる不安と抵抗が避けられないものであって，内観療法による自己の再構築過程に必ず生じるものと考えられる。

　今回，回想法と内観療法の基本的な治療構造の違いによって，3日間の治療による効果が異なり，治療過程における心理的変化も異なることが見られた。回想法は自己を満足させることを目的にしているため，治療による心理的な抵抗が生じにくく，3日間の治療期間で不安の有意な軽減，精神的活性化，自尊心と積極的心性の向上など期待される効果が得られた。一方，3日間の短期集中内観では

効果が得られなく，むしろ自責感が強く抵抗が強い時期であると考えられる．以上のことから，治療抵抗の強い内観者に対しては，集中内観の初期に回想法を取り入れることは1つの技法として有用ではないかと考えられる．

文　献

1) Butler, R. N. The life review：An interpretation of reminiscence in the aged. Psychiatry, 26；65-76, 1963.
2) 稲永和豊，他：集中内観の治療効果について．内観医学，2，19-26，2000．
3) 石田六郎：内観分析療法．精神医学 10；478-484，1968．
4) 川原隆造：内観療法．新興医学出版社，東京，1-100，1996．
5) 川原隆造：内観療法―関係性の回想法．精神医学，45（7）；684-697，2003．
6) 川原隆造：遷延性うつ病の精神療法；内観療法の視点から．内観医学，4；3-14，2002．
7) 川原隆造，三輪美和子，木村秀子：集中内観中の心理的変化．臨床精神医学 23（10）；1203-1212，1994．
8) 三木善彦：心理検査及び生理学的検査所見．内観療法の臨床（川原隆造　編）新興医学出版社，東京；212-219，1998．
9) 水口公信，下仲順子，中里克治：日本版 STAI 使用手引．三京房，3-14，1991．
10) 村瀬孝雄：内観療法，現代精神医学大系 5A，精神科治療学Ⅰ，中山書店，東京；215-229，1978．
11) 村瀬孝雄：内観療法，自己の臨床心理学3；内観　理論と文化関連性，誠信書房，東京；4-60，1997．
12) 村瀬孝雄：内観療法．内観　理論と文化関連性―自己の臨床心理学 3，誠信書房，東京，4-60，1997．
13) 長山恵一：内観療法の治療理論（2）．内観医学，4；100-116，2002．
14) 野村豊子：回想法とライフレビュー，中央法規出版，東京，1-40，1998．
15) 太田信夫：エピソード記憶論，誠信書房，P.19，1988．
16) 王紅欣，貫名秀，田代修司，他：集中内観中の不安水準の変化．内観医学，3；71-79，2001．
17) PF スタデイ解説（原著者：ソール・ローゼンツァイク），三京房，11-22，1987．
18) 高橋美保，高橋徹，真栄城輝明：内観療法研究の間主観的方法論．内観医学，4；47-61，2002．
19) 竹元隆洋：全人的医療としての内観．内観医学 2；7-18，2000．
20) 竹元隆洋，臼杵佳余子：交流分析の観点から内観療法効果について．日本内観学会発表論文集，3；50-53，1980．
21) 田代修司，東豊，福田吉顕，他：神経症圏の症例に対する集中内観前後の不安の変化．内観医学，1；27-36，1999．
22) 田代修司，東豊，富永春夫，他：遷延性うつ病に対する集中内観の心理的変化．内観研究，4；49-57，1998．
23) 巽信夫：中年危機と内観-自我中心世界からコスモロジーへ―．内観医学，1；18-26，1999．
24) 東京大学医学部心療内科：（新版）エゴグラム・パターン．金子書房，東京，3-11，13-29，47-153，1995．
25) 八木俊夫：YG テストの実務手引．日本心理技術研究所，26-34，1995．
26) 吉本伊信：内観四十年．春秋社，東京，93-101，1965．

（王　紅欣・貫名　秀・溝部宏二・川原隆造）

第5章 回想法と記憶

I. はじめに

　高齢人口の増加に伴い，痴呆性高齢者の数も急増し，これらの高齢者に対する対応が重要課題となっている。痴呆の中核症状は，記憶障害を中心とした認知機能の障害であるが，抑うつ，不安，自尊心や意欲の低下といった情動面の問題も無視できない。対人交流や社会参加も乏しくなる。これらは，問題行動の出現や日常生活機能の低下だけでなく，QOLの低下を招くこともある。それ故，痴呆性高齢者の情動的問題に対するアプローチは，痴呆の予後やQOLにとっても大きな臨床的意義を持つ。

　こうした取り組みとして注目されているもののひとつが，回想法である。本稿では，痴呆性高齢者に対するグループ回想法を取りあげ，痴呆性高齢者の記憶の想起を促す手がかりの工夫について，筆者の実践[7]をもとに紹介したい。

II. 回想法とは

1. 回想と回想法

　回想とは，過去を思い出す心理過程である。従来，高齢者の過去の回想は「昔話の繰り言」，「過去へのとらわれ」などと，否定的に扱われることが多かった。しかし，Butler[1]は，高齢者にとって過去を回想することは，それまで生きてきた人生を整理し，その意味を模索し，アイデンティティーの確認を行う重要な心理過程であると考えた。この過程を応用した精神療法が，今日，回想法として発展してきた。

　回想法は，過去のエピソードの回想を通じて，個人の人生の再評価や情動の再体験を促し，情動面の活性化を図る心理治療の技法である。回想法には，個人を対象とした個人回想法，集団を対象とした集団（またはグループ）回想法がある。夫婦を対象とした夫婦回想法もある。日本では，痴呆性高齢者に対する心理療法として，集団を対象としたグループ回想法の実践が数多く行われている[3,4,5,7,12,15]。

2．回想の持つ治療的意味

　回想法は，個人の人生を振り返るという作業を行う精神療法である。人生を振り返ることが，なぜその人の精神療法として意味をもつのだろうか。

　ひとつには，エピソード記憶の想起に伴う情動の再体験による効果が考えられる。人生を振り返ることは，エピソード記憶を想起することである。我々は過去の出来事を思い出す際，単に当事の映像や音声だけを思い出すわけではなく，その出来事にまつわる情動も同時に想起されることがあるだろう。回想法では，こうしたエピソード記憶に伴う情動の再体験を通じて，個人の情動の活性化が促され，それが情動的問題を解決する糸口となるのかもしれない。

　二つ目は，過去の体験の今日的視点からの解釈である。回想法では，自らの人生を振り返り，そのときの情動を今日的視点から解釈し直すことができる。私たちは，過去の事実は変えられなくとも，その出来事の意味を再考し，新しい意味を与えることができる。回想しているそのとき，その人がおかれた情況によって，過去の出来事の意味合いが修飾されることがある。つまり，過去の出来事の意味をとらえ直すことで，自らのアイデンティティーを確認し，人生の再評価を行うことができる。この過程が，個人の自尊心の維持・回復に貢献するのではなかろうか。

　三つ目は，良い聴き手の存在である。回想法では，個人の過去の回想にしっかりと耳を傾けてくれる人がいるかどうかが，精神療法としての回想法の働きを大きく左右する。聴き手が，高齢者の過去の回想を，「また同じ話を繰り返している」，「もううんざりするほど聞いた」といった態度で聴くと，回想法の持つ治療としての機能は全く働かない。むしろ，高齢者の心を傷つけるだけである。

　また，「それはどうして」，「何でそうしたの」と，尋問するかのような聴き方や，「こうした方がもっと良かったのに」と，個人の人生を批評するかのような態度で聴くのもよくない。高齢者の回想を聴くには，ありのままを受け入れる姿勢が必要である。回想法では，個人の人生の歴史に対して無条件の敬意を払うことが前提である。そのうえで，聴き手である治療者は，高齢者の過去の回想を心理療法の基本を踏まえつつ，共感的，受容的な態度で傾聴し，必要な介入を適宜行っていく。こうすることで回想が治療として成立する。

　治療者以外の聴き手の存在も重要である。特に，グループ回想法では，治療者だけでなく，そこに参加する他のメンバーの存在が重要な役割を果たす。例えば，戦争で苦労した経験を語った高齢者に，戦争経験の全くない若い治療者が「それは大変でしたね」といったところで，どれほどの共感を表すことができるだろうか。このとき，治療者を助けてくれるのが，他のメンバーである。もしもメンバーのなかに，同じような戦争経験のある人がいたら，「たしか○○さんも終戦後しばらく抑留生活を送られたのですよね」と問いかける。この人の「あれは大変でしたなぁ」の一言は，治療者が決して真似することのできない共感の言葉となって，戦争経験を回想するメンバーの心に届くはずである。同じような経験をした人にしかわからない情動を共有しあうことが，グループ回想法の重要な治療的意義なのである。

　だからといって，「経験がないからわからない，だから共感できない」では，治療者として失格である。実際の経験はなくとも，高齢者の回想から伝わる思いを真摯に受けとめ，その出来事の情景をあ

りありと想像できる力を持つべきである。

　良い聴き手の存在は，回想法が精神療法として，治療として機能するために最も重要な点である。

III. 痴呆性高齢者に対する回想法の実際

1. 痴呆性高齢者に対する回想法

　回想法は，エピソード記憶の想起によって，情動の活性化や心理的安定をはかる治療技法であるため，記憶障害を中核症状とする痴呆性疾患への適用は難しいとされてきた。

　しかしながら，これまでの様々な取り組みから，個々の参加者の認知障害の特徴に応じたきめ細かな対応によって，痴呆性高齢者に対しても，回想法が十分適用でき，かつ，情動の安定という精神療法としての治療効果も期待できることが次第に明らかになってきた。

　痴呆性高齢者を対象とした回想法では，グループ回想法が中心に行われている。これまでの研究[3,4,5,12,15]では，回想法グループが参加者の情動の活性化や対人交流あるいはピアサポートの促進に有効であると報告されている。

2. 回想法の基本的枠組み

　痴呆性高齢者を対象としたグループ回想法では，約1時間のセッションを週1回程度で行うことが多い。

　参加者は，グループ療法の適性，感覚・知覚の障害，移動能力，認知障害，スタッフ側の体制等の諸条件にもよるが，通常，スタッフ2人で6人～8人程度の参加者というのが妥当と思われる。

　グループを行う場所は，人の出入りが少なく，静かで，明るい部屋が望ましい。図1には，部屋のセッティングの例が示してある。参加者はテーブルを囲んで座り，そこにリーダーとコ・リーダーが一定の間隔で座るとよい。リーダーは，グループ全体の進行を担当するセラピストで，コ・リーダーは，リーダーの進行を助けつつ，個々の参加者への介入を行う役割を担う。テーブルには季節の花を飾り，気持ちのよい雰囲気を作る。歩行不安定な参加者や，車椅子を使用する参加者は，座席を入り口付近にするなどの配慮が望まれる。言語表出の不明瞭な参加者や，視力や聴力に問題のある参加者の近くにはコ・リーダーが座るとよい。

　できれば，毎週同じ曜日に，同じ時間帯に，同じ場所で行うとよい。毎回，違う曜日，違う時間帯，違う場所だと，新しい状況に慣れにくい痴呆性高齢者に，不安や混乱を招くことがあるかもしれない。筆者らも，参加者の混乱を防ぐため，時間，会場，プログラムの流れは，可能な限り一定としている。

　表1には，筆者らが行っているグループ回想法の流れが示してある。自己紹介や茶話会を含めて，約1時間程度のセッションを行っている。

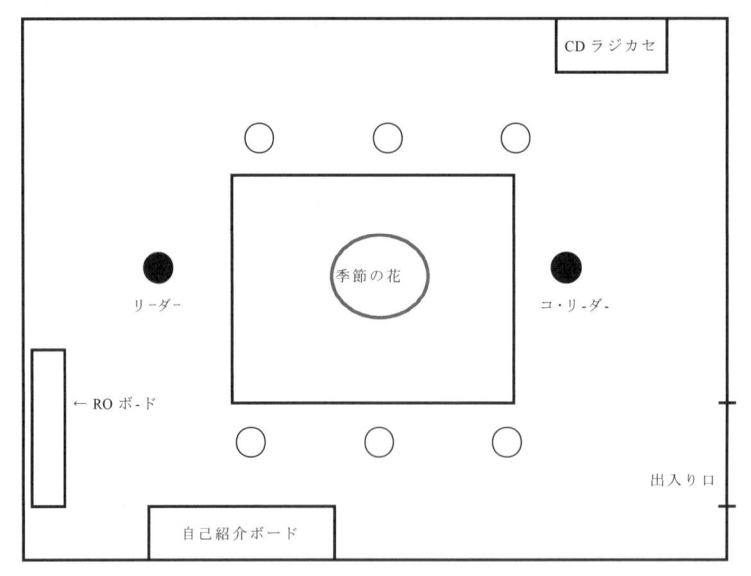

図1　会場のセッティング

表1　痴呆性高齢者に対するグループ回想法の流れ

◆リアリティー・オリエンテーション
　↓
◆自己紹介：覚えやすいようにひと工夫，馴染みの雰囲気を作る
　↓
◆体操：自己紹介の時の緊張をほぐす
　↓
◆テーマに即した回想：記憶の想起を促す適切な手がかりを刺激物として利用
　　テーマの例）ふるさと・家族
　　　　　　　　子どもの頃の遊び
　↓　　　　　　旅の思い出
　　　　　　　　なつかしい音（鋳掛け屋，祭ばやし等）
　　　　　　　　夏の過ごし方
　　　　　　　　わたしの健康法
　　　　　　　　戦争…など
◆茶話会
　　クールダウン
　↓
◆リアリティー・オリエンテーション

(1) リアリティーオリエンテーション

　グループの名前，その日の日時，セッション回数，テーマが書かれたROボード[5]を使って，参加者の見当識を補強する。このほか，会場に季節の花をさりげなく飾り，それを話題に取りあげ，見当識をサポートするとよい。

(2) 自己紹介

　単なる自己紹介では，痴呆のある高齢者には印象に残りにくく，覚えにくいので，名前に個人の特

徴を表す付加的情報を追加するとよい。例えば，各自の名前の前に，出身地，好きなもの，趣味などの簡単なキャッチフレーズをつけてもらう（例，○○区の××さん）。筆者は，そのキャッチフレーズを書いた模造紙を壁に貼り，自己紹介の際の手がかりとして利用している。

(3) 体操

自己紹介の際に高まった緊張を緩和するために，簡単な体操を行うとよい。いすに座ったまま，静かな音楽を聞きながら，ゆっくりと身体を動かし，リラクゼーションをはかる。

(4) テーマに即した回想

テーマは，参加者の生活歴，興味，関心などに配慮して決める。古い記憶（遠隔記憶），個人と関連の深い出来事が回想しやすい。

テーマの選択に際しては，回想法の実践に関する研究[4,5]によると，グループの最初の数セッションは，自己紹介やふるさとなど，比較的導入が容易で，かつ，肯定的な回想が得られやすいテーマを選択するとよい。その後，グループ場面での参加者どうしの相互交流が深まってきたら，「戦争」や「今心配なこと」といったテーマを選び，個人個人の深い感情に触れてもよいだろう。

(5) 茶話会

セッション中に高まった参加者の緊張を和らげるために，簡単なお茶とお菓子を提供し，和やかな雰囲気を作り出す。グループ場面での過去の体験から現実生活への橋渡し的な時間，と位置づけることもできる。

(6) リアリティーオリエンテーション

最後に，再びリアリティーオリエンテーションを行い，次回のグループの予定を確認する。

時間の配分は，自己紹介と体操までをおおよそ10～15分，その日のテーマに30～35分，茶話会に10～15分程度を当てる。

3. 参加者の基本情報の収集

エピソード記憶の自発的な想起が困難な痴呆性高齢者を対象とした回想法では，参加者の年齢，生年月日，出身地，家族，趣味，職業など，生活歴に関する情報の収集が重要である。

痴呆性高齢者の場合，回想の内容が断片的で，自らの過去の体験をわかりやすく語ることが困難なことがある。想起した出来事の時間的関連性を誤ったり，自らの体験と他人の体験との違いや共通点を理解できないことも少なくない。このような場合には，スタッフが意図的に介入することで，高齢者の話を整理したり，相違点や共通点を明確にすることが必要になる。

例えば，「今のお話しは，○○ということですね」と要約したり，「△△さんは，○○をご経験されたというお話しをして下さいましたが，確か□□さんも，○○でしたよね」と共通点を明確にして，参加者どうしの相互作用を促すなどの介入が必要になる。こうした介入を行うためには，スタッフが

参加者の生活歴について，ある程度情報を得ておくことが必要である。

ところで，わが国では，臨床心理士や精神科医による実践ばかりでなく，介護，看護，リハビリ職など，様々な職種のスタッフがグループ回想法に関わっていることが少なくない。精神療法としてだけでなく，アクティビティーやレクリエーションの延長として，回想法が取り入れられている施設もある。こうした目的で，高齢者の回想を活かすことは十分可能であるが，回想法そのものは，個人の心の中にしまってあった様々な出来事にふれる治療法である。聴き手の姿勢によっては，高齢者の心を深く傷つけてしまうこともある。できれば，回想法を行う前には，回想法に関する知識や実施方法の修得はもちろんだが，精神療法，および痴呆や高齢者に関する基本的知識や態度について身につけておく必要があろう。特に，聴くスキルの獲得は重要である。ありのままに高齢者ひとり一人の話に耳を傾け，その人の人生の歴史を無条件に尊重する姿勢が重要である。

IV. 痴呆性高齢者の回想を促すには

1. 認知障害の個別理解の重要性

回想法は，記憶や言語的コミュニケーションを介して，参加者の情動的安定や対人交流の促進をはかる心理療法であるため，認知機能の障害プロフィールの把握が必要である。それ故，認知障害を中核症状とする痴呆性高齢者に対する回想法では，参加者の回想のプロセスをいかにサポートするかが重要である。

老年期痴呆の多くを占めるアルツハイマー病は，進行性の経過をたどるのが特徴である。病初期には，記憶や抽象的思考の障害が起こり[6]，やがて痴呆が進行すると，個人差はあるが，徐々に認知面の障害が広がる。認知面の障害は，痴呆性高齢者の回想のプロセスや，グループ場面でのコミュニケーションに大きな影響を及ぼす。それ故，その時々で，参加者の認知障害の特徴を正確にアセスメントし，それに応じて，回想を促す刺激物や介入の仕方を変える必要がある。

2. 認知機能評価の方法

痴呆性疾患の臨床像は，記憶障害を中心とする多彩な認知機能（見当識，言語，視空間能力など）によって特徴づけられる。それ故，患者の臨床像の理解や，治療や介護の指針を得るには，認知機能の多面的評価が求められる。痴呆患者の認知機能を評価するために，これまで様々な検査が開発され，実用化されてきた。我が国の臨床現場では，Mini-Mental State Examination（MMSE）の日本語版[11]や，改訂長谷川式簡易知能スケール[2]がしばしば用いられている。これらの検査は，施行時間が短く，痴呆のスクリーニング検査として高く評価されているが，認知機能の多面的評価には不向きである。日本版 Wechsler Adult Intelligence Scale Revised（WAIS-R）[13]は，認知機能の多面的評価に利用可能だが，施行に要する時間の長さや検査課題の複雑さ故に，注意の持続や複雑な教示の理解が困難な患者

COGNITIVE STATUS PROFILE

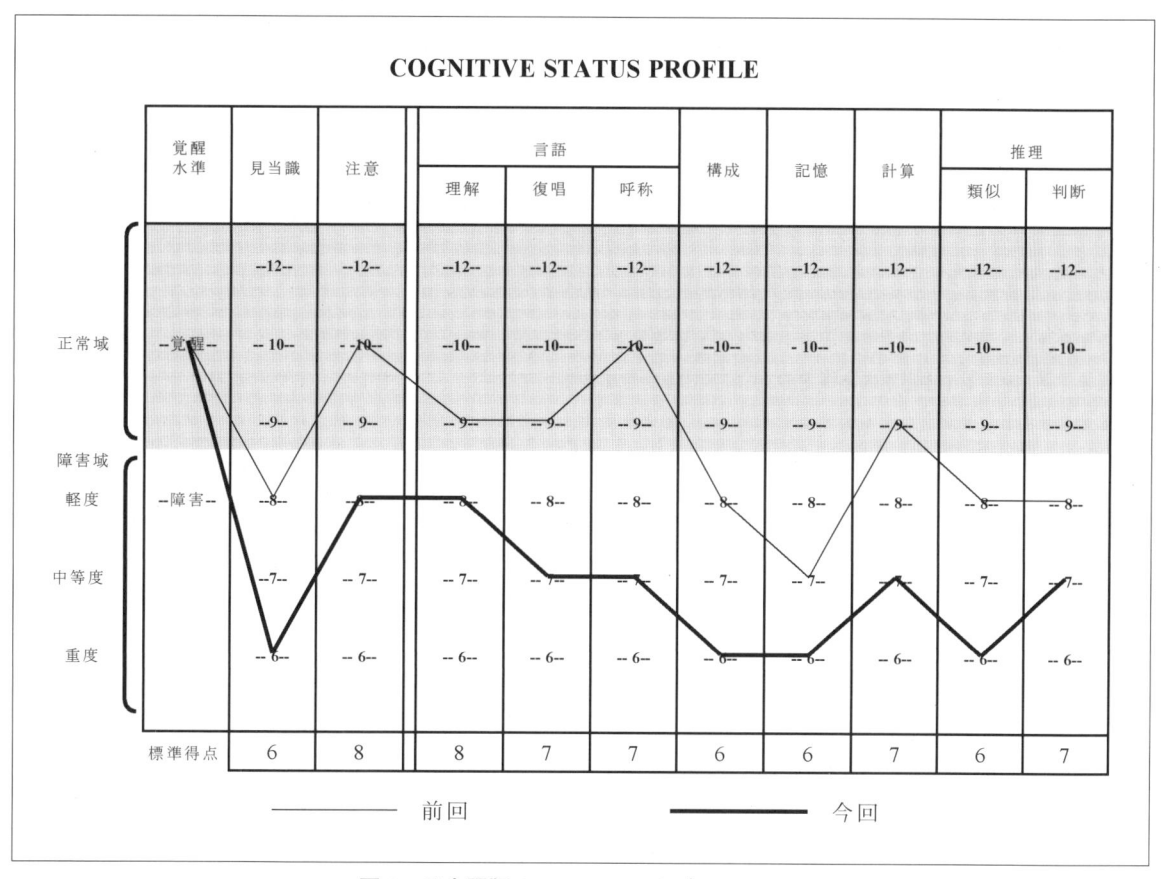

	覚醒水準	見当識	注意	言語			構成	記憶	計算	推理	
				理解	復唱	呼称				類似	判断
標準得点		6	8	8	7	7	6	6	7	6	7

——— 前回　　━━━ 今回

図2　日本語版 COGNISTAT のプロフィール

への実施が難しい。

　日本語版 Neurobehavioral Cognitive Status Examination (COGNISTAT)[9,10]は，認知機能の多面的評価を目的として開発された認知機能検査である。COGNISTAT は，3 領域の一般因子（覚醒水準，見当識，注意）と，5 領域の認知機能（言語，構成能力，記憶，計算，推理）を評価する下位検査から構成されている。COGNISTAT の最大の特徴は，検査結果をプロフィールで表す点である。COGNISTAT は，検査に要する時間が 15〜25 分程度と短く，被検者への負担を減らせるという実用性も備えている。これまでの研究では，その実用性から，COGNISTAT は，WAIS-R のような負担の大きい検査の実施が困難な高齢者や痴呆患者の評価に有用と思われる。

　図 2 は，日本語版 COGNISTAT[10]を用いて，ある痴呆性高齢者の認知障害を評価した結果である。この患者は，病初期には，見当識，記憶，抽象的思考で障害が認められたが，その他の機能は正常範囲内を保っていた。しかし，その後，認知機能の障害は，多の認知機能にも及んでいった。認知面の障害は，痴呆性高齢者のエピソード記憶の想起や，他の参加者とのコミュニケーションに大きく影響する。それ故，その時々で，患者の認知障害がどのような状態にあるのかに配慮しながら，回想を促すための工夫をしていく必要がある。

V．回想を促す働きかけの工夫

　筆者は，精神科クリニックの外来で，約3年間に渡って，グループ回想法を実施してきた。そこでの実践を通じて，痴呆の進行に応じて，回想を促す手がかりや，スタッフの働きかけの仕方を変えることの重要性を経験した。ここでは，筆者の実践例を紹介しながら，痴呆性高齢者の回想を促す工夫について考えてみたい。参加者の詳細は，松田[7]を参照されたい。

1．グループ回想法の経過と回想を促す工夫

(1) 記憶想起の手がかり（刺激物）の工夫

　X年からX+3年の3年間に4度実施した「私の健康法」を取り上げ，グループ参加者の様子と刺激物の使い方の変化を検討した。

① 第5回（x年11月）「言葉による導入」

　グループを開始後，1ヶ月が経過した。参加者の痴呆は軽度で，言語的なコミュニケーションも十分可能であった。この時期，表2に示すように，言葉による介入で回想を促した。リーダーは，毎日ラジオ体操に励んでいるA氏に，「Aさんは何か健康のためになさっていますか」と尋ねた。A氏は，「僕はね，毎日やっているんですよ。（中略）おかげで調子いいです」と誇らしげに語った。B氏が「みんな真似をするといいわね」と話すと，一同「そうですね」と頷きながら答えた。控えめに「体操やランニングは健康にいいですね」と言ったC氏の発言をコ・リーダーが全体に伝えた。A氏は，「本当にありがたいと思って」と照れくさそうに答えた。C氏は，「なかなかできないことですよ」と，今度は直接A氏に話した。D氏は，「昔は，そうでしたね。風邪をひいて咳が出ると，熱いお湯で絞ったタオルを巻きました」と話した。A氏が「何を巻いたっけ，生姜だっけ?」と言うと，C氏は，「いえ，そこまでいかないけれど，真綿でしたかね。（中略）でも，風邪を引きやすい体質っていうのがありますからね。巻いてもだめな（風邪を引いてしまう）人もいるんですよ」と，冗談交じりに話した。E氏は「昔ね，子供の頃ね，塩かしら」と，緊張した感じで話し始めた。リーダーが，「お塩が入っているんですね」と，E氏の発言を繰り返すと，E氏は「塩を入れてね，袋のようなもので，このぐらいにね。（中略）。でも，今，考えてみれば，どこまでね。本当にいい加減なものだったと思うのです」と，ジェスチャーを交えて語った。その様子を見ていた他の参加者も，「いやぁ，本当に効いたどうか実際のところはわかりませんね」と，冗談まじりに答えた。

　このように，一人一人に丁寧に質問しながら，参加者どうしの会話を促進した。次第に，互いにサポートし合う様子も見られた。病弱な子どもだったというF氏に，「それは大変でしたね」，「今，こうしてお元気になられてよかったわ」，「おかげさまでね」と互いに支え合う互いにサポートし合う様子も見られた。さらには，参加者どうしの交流が増し，グループとしての凝集性も高まり始めた。

② 第16回（x+1年2月）「質問シートの活用」

　この頃になると，言葉が見つからず，自分の体験をスムーズに言語化できない参加者もいた。そのため，参加者どうしの会話が噛み合わなくなった。前回の「健康法」のセッションで，生き生きと自

表2 「健康法」における手がかり（刺激物）の使い方

セッション回数	刺激物の使い方
第5回（x年11月）	▼リーダーの質問（<u>聴覚的な言語手がかり</u>） 　「季節に即した最近の話題」 　　↓ （必要に応じて具体物（<u>視覚的な非言語手がかり</u>）を提示） 　「湯たんぽ」
第16回（x+1年2月）	▼リーダーの質問（<u>聴覚的な言語手がかり</u>） 　「季節に即した最近の話題」 　　↓ ▼質問シートの配布（<u>視覚的な言語手がかり</u>） 　　↓　←この手がかりで回想できる参加者から話を聞いていく ▼具体物を提示（<u>視覚的な非言語手がかり</u>） 　「写真・湯たんぽ」
第87回（x+2年11月）	▼具体物を提示（<u>五感に働きかける手がかり</u>） 　「湯たんぽを一人ずつ順番にまわす」 　「温かさや重さを肌で感じてもらう」 　　↓ ▼質問シートの配布（<u>視覚的な言語手がかり</u>） 　　↓ ▼リーダーの質問（<u>聴覚的な言語手がかり</u>） 　「子ども時代の健康法」 　「季節に即した最近の話題」
第107回（X+3年4月）	▼具体物を提示（<u>五感に働きかける手がかり</u>） 　「袋に入れた焼きネギをまわし，中身を考えてもらう」 　　↓　←参加者の注意を喚起し， 　　　　　テーマに対する関心を高める ▼質問シートの配布（<u>視覚的な言語手がかり</u>） 　　↓ ▼リーダーの質問（<u>聴覚的な言語手がかり</u>） 　「子ども時代の健康法」 　「季節に即した最近の話題」

らの体験を話したA氏は，この時期，換語困難が目立ち，歯痒そうであった。

　こうした参加者の言語や思考のプロセスをサポートするために，図3のような質問シートを準備した。質問シートには，その日のテーマ，リーダーの質問，および質問への応答例が書かれている。応答例の作成にあたっては，参加者のカルテに記載された生活歴や，過去のグループ内での発言内容などを参考にした。

　リーダーは，「最近風邪がはやっていますが，皆さんはいかがですか」と質問し，その後，参加者一人一人から，風邪に関する経験を尋ねた。「風邪の対処」や「冬の寒さ」など，テーマに関する具体的な経験を語り合った後で，リーダーは，質問シートを示しながら，「さて，今日は，皆さんの子ども時代の健康法についてお伺いしたいと思います」と，話題を整理した。D氏は「首に真綿を巻きました」と，G氏は「私は梅干しを黒く焼いて，それをお茶に入れました」と，子ども時代の経験が語られた。A氏は，当初，言葉が見つからず苛立ち気味だったが，質問シートを見ながら，「あのぉ～，ここにもありますように，私は冷やしました。頭をね」と，質問シートに書かれたキーワードを手がかりに，断片的だが，自らの思いを語った。発言が終わると，A氏の表情は，安心した穏やかな様子に変わっ

```
今日のテーマ「私の健康法」

◆質問◆
子供の頃、風邪をひいたらどうしましたか。

・生姜湯を飲む

・梅干し入りのお茶

・ネギを巻く

・湯たんぽで寝る

・氷のうで頭をひやす

・お酒を飲む
```

図3　「私の健康法」の際に使用した質問シート
註）実際の大きさはA4サイズであった。

た。

③ 第87回（x+2年11月）「具体物の利用」

　この頃になると，質問シートのような言語的な手がかりによる回想が困難となった。そこで，より具体的な刺激物を用いて，参加者の回想のプロセスを促進した。ここでは，寒い冬を連想させるために，刺激物としてお湯を入れた湯たんぽを使用した。リーダーは，「きょうは皆さんにお見せしたいものがあります」と言って，湯たんぽを提示した。湯たんぽの温かさや重さを実感してもらうために，「熱すぎませんか」，「重いですよ」と言葉をかけながら，湯たんぽを回した。それを見たG氏は「湯たんぽですね」と，即座に答えた。コ・リーダーの隣にいたD氏も，「あぁ，懐かしいですね」と，身を乗り出してきた。D氏に湯たんぽを渡すと，「重いですね。はぁ，瀬戸ですか」と，興味深げに湯たんぽを眺めた。G氏は「これなら，蹴飛ばしても動かないからいいわ。朝になると，どこかに行ってしまうのよね」と，笑いながら答えた。F氏に湯たんぽを手渡すと，「重いですね。私も若い頃は足が冷えたんで，湯たんぽを使いました」と，懐かしそうに語った。C氏が，「あら，懐かしいわね」と，湯たんぽを眺めていたので，リーダーが「触ってみて下さい」と，湯たんぽを差し出した。コ・リーダーが「温かいですね」と語りかけると，C氏は，「まだ温かい。夕べどなたか使ったのでしょう」と，ユーモアを交えて答えた。この発言で，参加者一同が笑い出し，その場の雰囲気が一気に和んだ。参加者は，穏やかな表情で，互いの経験に耳を傾けた。こうした雰囲気のなかで，参加者どうしの交流が促進された。

④ 第107回（x+3年4月）「提示方法の工夫」

　この頃になると，具体物を提示しただけでは，今までのような回想を促すことが困難になった。話題や活動に対する注意や関心も低下してきた。そこで，参加者の興味や関心を高めるために，刺激物の提示方法を変更した。

このセッションでは,「焼きネギ」を刺激物として使用した。ここでは,事前にネギを焼き,その臭いを強調した。表2に示すように,リーダーは,焼いたネギを入れた袋を示しながら,「これからこの袋を回します。中身を当てて下さい」と言って,参加者の関心を袋の中身に向けた。参加者は,顔を近づけて臭いを嗅いだり,軽く降って音を確かめたりと,各自が思い思いの方法をとった。しばらくして,C氏から「あぁ,なるほど,わかりました」という言葉が漏れた。H氏は,「貸して下さい」と積極的に袋の中身を探った。袋を開けると,参加者から,「あぁ,やっぱり」,「ほらね」という声が一斉にあがった。リーダーは,「皆さんはこういうのを巻いたことはありますか」と質問した。すると,C氏は「子どもの頃,やりました。学校に行くときにね。でも,臭くてね」と,笑いながら話した。D氏は「はい,母が巻いてくれました。でもね,臭くてね。本当は学校にしていくのが嫌でした」と,鼻を押さえながら当時のシーンを再現した。その後,質問シートを配布して話題を整理した。このセッションでは,リラックスした雰囲気で,各自の当時の生活ぶりが和やかに語られた。

　以上のように,参加者の痴呆が比較的軽度で,表面的な会話では認知障害が目立たない時期には,リーダーの言葉による導入だけで,参加者の回想を促すことが可能であった。しかしながら,徐々に参加者全体の痴呆が進行し,認知機能の障害が重症化するにつれて,回想を促す手がかりの工夫が必要になった。第16回セッションでは,質問シートを用いて,記憶や言語的コミュニケーションの低下した参加者に,一定の手がかりを与えた。痴呆患者のグループでは,その日のテーマや話されている話題,あるいは質問の内容を忘れてしまうこともあるが,手元にテーマや質問が書かれたシートがあることで,それを見ながらグループ内の話題や活動にコミットし,他の参加者との間の交流も保つことができたのではないかと思われる。また,質問シートは,言葉が見つからないことで苛立つ参加者の情動の安定にも有効なことが示唆された。今回の結果は,質問シートの利用が,記憶や言語能力の低下した参加者の,グループ場面でのコミュニケーションをサポートするだけでなく,情動的な安定にも寄与する可能性を示唆したといえる。

　言葉が見つからないことへの苛立ちは,参加者が,日常生活の中でもしはしば経験していることでもある。スムーズな会話ができないために,対人交流に対して消極的になったり,自信を失った参加者もいた。こうしたグループ場面以外でのコミュニケーションの問題を経験している参加者にとって,回想法グループという治療的な枠組みの中で,自らの思いを語れることは,彼らの自尊心の回復や,減少しつつある対人交流を促進し,これらが参加者の実生活における情動の安定につながるものと考えられる。この点については,グループ場面以外の参加者の状況に基づいて,今後さらに検討していきたい。

　第87回セッションの頃には,多くの参加者が,質問シートを提示しただけでは,自らの体験を語ることが難しかった。この背景には,I氏に観察されたような抽象的思考力の低下があると考えられる。抽象的思考力に障害が起こると,質問シートに記載されたキーワードから,各自の実体験を連想し,関連づけることが困難になると予想される。このような考えに基づいて,我々は,湯たんぽのように,具体性が高く,かつ,温度や重量といった五感に働きかける刺激物を用意した。結果で示したように,これらの刺激物によって,参加者の生き生きした回想や参加者どうしのコミュニケーションを取り戻すことができた。この結果は,抽象的思考が低下した痴呆性高齢者であっても,嗅覚や温痛覚などの複数の感覚刺激に働きかけることで,彼らの認知過程をサポートできる可能性を示唆してい

ると思われる。

　第107回セッションになると，参加者の刺激物に対する参加者の注意や関心を喚起する努力が必要になった。我々のグループでは，袋に入れた刺激物を全員で考えるという過程を導入して，参加者の刺激物に対する興味や注意を引き出そうとした。その結果，参加者のテーマに対する関心を喚起し，その後の豊かな回想を促すことができた。これらの結果は，痴呆の重症度に応じて，回想の手がかりとなる刺激物を変化させることの重要性を示している。特に，抽象的思考の障害が認められる場合には，具体性の高い感覚刺激の利用が有効と考えられる。

(2) セラピストの働きかけの工夫
① 断片的な発言への対応

　痴呆の進行に伴い，参加者の話にまとまりがなくなり，内容的に理解しにくい発言が増えてきた。一方，話を聞く側の参加者の理解力も低下し，他者が語る内容の把握が困難になり，参加者どうしの会話もちぐはぐとなった。そのため，50回を過ぎた頃に形成されたグループとしての凝集性も，70回を越える頃には低下し始めた。

　リーダーは，断片的な参加者の発言を要約し，それを全体に返した。例えば，「懐かしい場所」をテーマにしたとき，H氏は，洋食器の産地であるご自分の故郷を話す際，「あの〜，ほら，私はあれですから，スプーンとかね，作っていました」と，上手に話すことができず，歯痒い思いをしていた。そこでリーダーは，「たしか，Hさんのご実家は食器を作っていらしたんですね」と，H氏の言葉の断片を繋いだ。H氏は，「そうです，田舎いいろぉって，よく実家の祖父が言っていました」と，実家の方言を交えて，情感たっぷりに語った。自らの思いを言葉で語れたことで，H氏は安心した表情を見せた。

② 複数の参加者が同時に話し始めた際の対応

　回を重ねるにつれて，複数の参加者が同時に話を始める機会が増えた。これに対しては，リーダーとコ・リーダーは，まず，同時に話し始めた2人の参加者の話を別々に聞いた。次に，各自の話を要約し，それを全体に返した。「Aさんは，今，△△というお話をして下さいました」と，リーダーが言うと，コ・リーダーは，「こちらでは，Bさんが○○というお話をして下さいました」と，個々の話題を返した。この際，両者の話に内容的な共通点があれば，それを取り上げ，参加者どうしのコミュニケーションを促した。このような対応をすることで，別々に話し出した参加者どうしが，互いの話に触れる機会を提供した。

　以上のように，痴呆の進行に伴い，参加者の言語的なコミュニケーションの障害が目立ってきた。そのために，ある参加者の発言が，別の参加者には十分に理解できず，ピアサポートが困難になった。この際，今回のグループでは，リーダーとコ・リーダーが，適宜，参加者の発言を簡潔に要約し，他の参加者に伝えた。このような働きかけによって，参加者相互のピアサポートが維持されたと思われる。このとき，スタッフが注意しなければならないのは，あまりに簡潔で一方的な要約をしないことである。黒川[4]が指摘するように，事実や時系列的合理性を欠く参加者の発言にも，そこには我々に伝えたい深い思いが必ずあるはずである。スタッフは，そうした参加者一人一人の思いを十分に配慮し，可能な限り個々の意図を汲んだ要約をしなければならない。

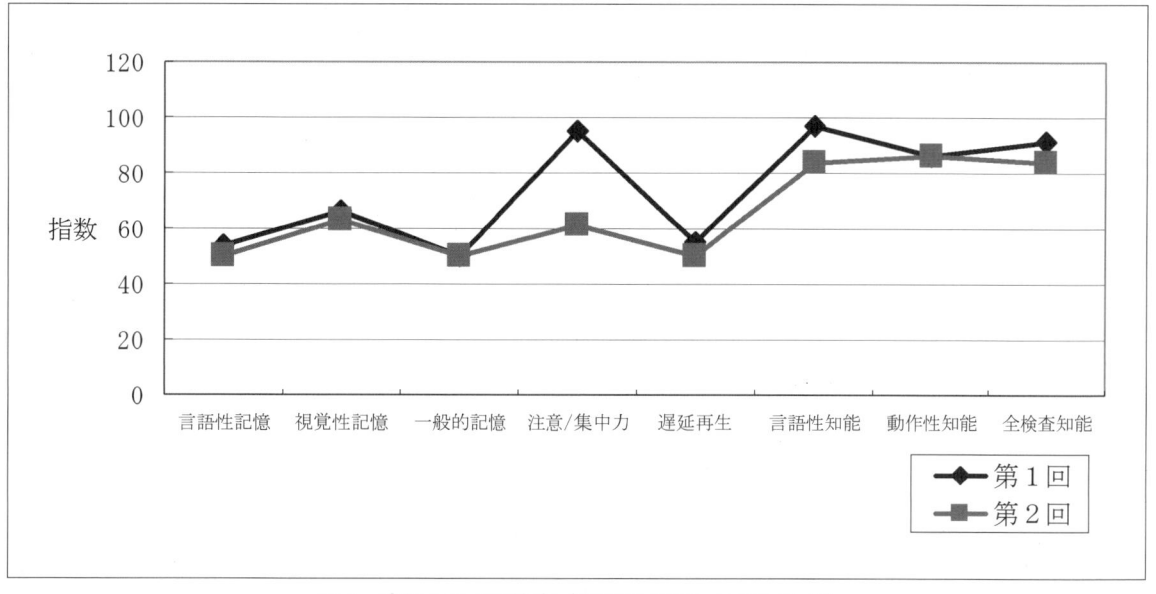

図4 事例Ⅰの心理検査（日本版 WMS-R WAIS-R）

2．事例紹介

事例：Ⅰ氏　男性　アルツハイマー型痴呆
生活歴：関東地方出身で，大学卒業後，会社員として勤め，定年後はその会社の顧問に就任した。
本人の主訴：物忘れ
現病歴：65歳頃から物忘れが目立ち始めた。妻に同じことを何度も尋ねたり，知人との約束を忘れたりすることがあった。意欲の低下も目立ち，外出の機会も減り，人との交流が減った。67歳のとき病院を受診した。

初診時のMMSE得点は22点であった。時間見当識，連続7減算，遅延再生で誤答したが，その他の項目は正答した。図4に示すように，初診時は，日本版 Wechsler Memory Scale Revised (WMS-R)[14]やWAIS-Rの成績から，近時記憶の障害は明らかだが，知的能力は正常範囲内を保っていた。この頃，Clinical Dementia Ratingによる痴呆の重症度は軽度であった。

グループでの様子：初診後，主治医の提案に基づき，回想法グループへの参加が決まった。グループ開始当初は，同じことを繰り返し話す場面は多少あったが，言語的なコミュニケーションに大きな問題は認められなかった。しかしながら，参加後10ヶ月ほど経過した頃（参加回数が12回目頃），その場の文脈とは一致しない発言が見られるようになった。

図5には，Ⅰ氏の領域別にみた東大式観察評価スケール[8]の得点が示してある。参加回数を12回を越える頃から，言語的コミュニケーションの成績が低下し始めた。19回目ではその低下がピークに達した。加えて，注意や関心の得点も低下した。この頃，自己紹介の場面では，話しているうちに話題が逸れて，何の話をしていたのかを見失うことが増えた。回想の場面では，質問シートに書かれたキーワードを手がかりとして回想することが困難となった。

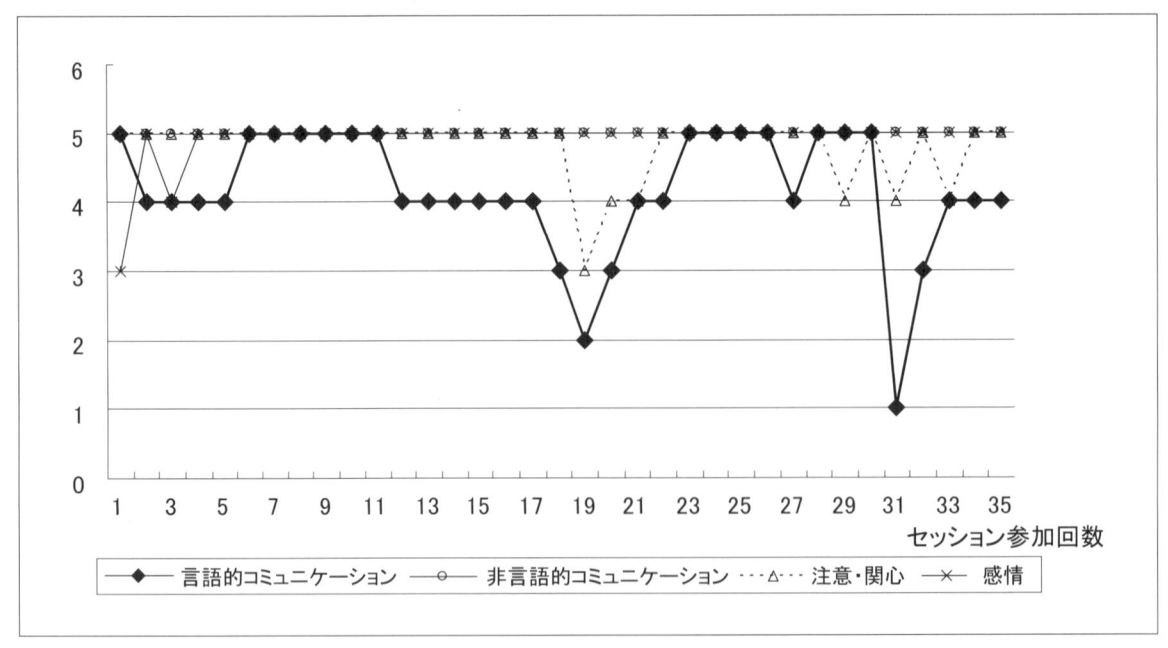

図5 事例Ⅰの東大式観察評価スケールの得点変化

註）途中，体調不良や家族の事情等で欠席したため，セッション回数と参加期間は一致していない。

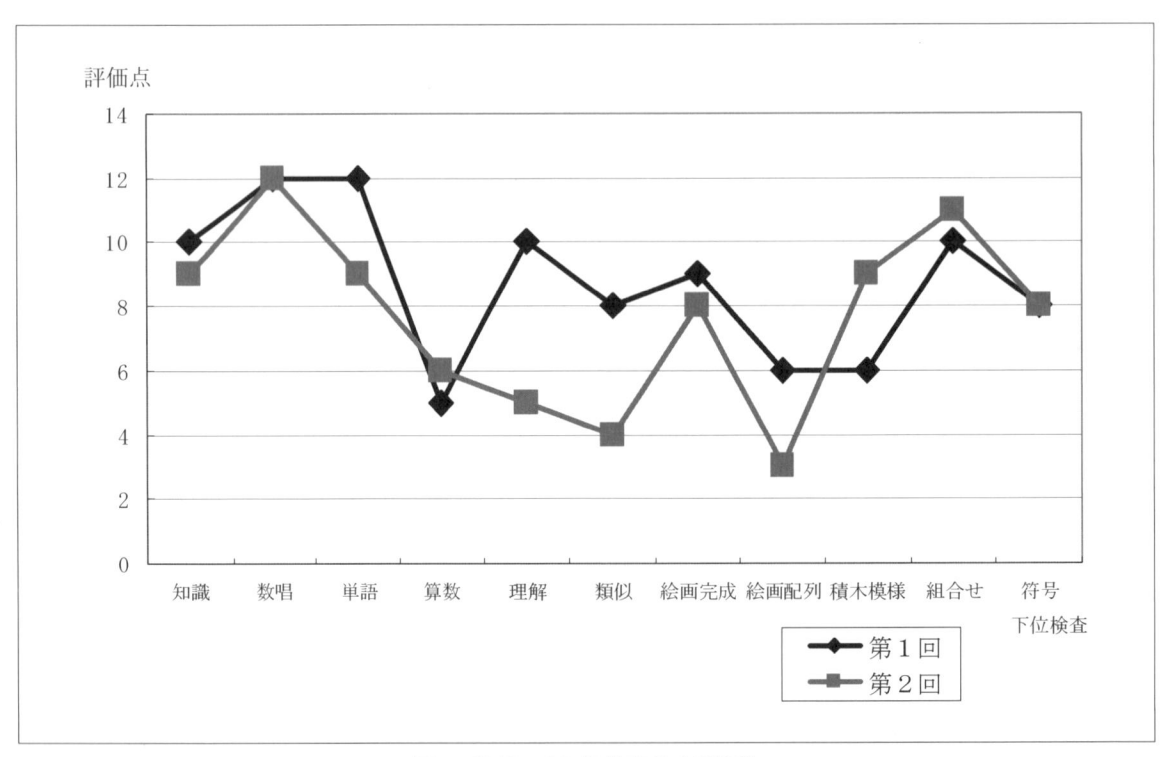

図6 事例Ⅰの知能検査の成績変化

図6に示すように，グループに参加1年後の頃には，WAIS-Rの理解と類似で成績の低下が認められた。これは，前回保たれていた抽象的思考の低下を示す所見である。こうした抽象的思考の低下のために，質問シートに記載されたキーワードと，自らの体験とを関連づけることが困難になったと考えた。そこで，我々は，より具体性の高い手かがりを提供することにした。

① 自己紹介時の混乱に対して

自己紹介時の混乱に対処するために，この患者の座席を，壁に掲示された自己紹介文の正面の位置に変え，自己紹介の紹介文が容易に視野に入るようにした。ここでは視界に入る紹介文が，自己紹介の際の具体的手がかりとなるよう配慮した。その結果，I氏，「あの～，あそこにも書いてありますように，○○したことがございまして」と，混乱することなく，自己紹介をすることができた。

② 回想場面における刺激物の工夫

当初，「懐かしい音」をテーマとしたセッションでは，CDに録音された物売りの声を刺激物として使用した。この頃，I氏は音声の刺激だけで，「あぁ，ありましたね」と，回想し始めることができた。しかしながら，参加回数が20回を越える頃から，話題や活動に対する興味や関心の減退が観察された。刺激物として提示された具体物を見ても，「あぁ，なるほど」と，曖昧に頷きながら答えるだけで，それを見て自らの体験を回想するには至らなかった。この時期に実施した日本版WMS-Rでは，記憶指数（54→50）だけでなく，注意指数（95→61）の低下も認められた。これは，I氏の注意・集中力の低下を示す所見であった。そこで，I氏の注意を刺激物に向けるために，豆腐屋のラッパを用意した。ラッパを袋に入れ，それを参加者に順番に回し，「袋の中身は何でしょう」と尋ねた。I氏は袋を念入りに触って中身を考えた。I氏に中味を取り出してもらうと，「いゃぁ，あったね，こんなのが。昔はね。焼き芋屋も来たね。私は何でもよく食べるから」と語り始めた。他の参加者の勧めもあって，自らラッパを吹き，「こんな音だったかなぁ，難しいね」と，当時のシーンを再現した。

参加回数31回目のテーマは，「子ども時代の遊び」であった。刺激物として，紙相撲，剣玉，はじき，メンコが用意された。しかしながら，他の参加者に比して，このセッションにおけるI氏の発言は少なく，終始緊張した面もちだった。東大式観察評価スケール（図5）では，言語的コミュニケーションの成績がかなり低かった。回想のみならず，その場の話題を理解するのも困難となり，グループ場面でも不安や焦燥を思わせる表情や態度が見受けられた。さらには，自ら他の参加者に話しかけたり，積極的に関わろうとする姿勢も少なくなった。

この頃のI氏は，抽象的思考の障害が一層顕著となり，目の前の具体物と，自らの体験を関連づけることが困難になった。その後のセッションでは，できるだけ，I氏に馴染みのある刺激物を用意し，自らの体験と結びつきやすい手がかりを刺激物として用意した。ここでは，過去の回想法グループのなかで語られた生きた情報から，I氏にとって，ベーゴマを使った遊びが，子ども時代の情景を生き生きと再現する手がかりになると思われた。そこで，我々は，I氏の回想を促すために，ベーゴマを回想を促す刺激物として使用した。その結果，「ベーゴマで仲間と対戦し，よく勝ったものです」とI氏は誇らしげに語った。その話を聴いた他の参加者は，「大したものですね，それは素晴らしい」と，I氏を讃えた。

このような働きかけによって，言語的コミュニケーションが促進され，情動的にも安定してグループに参加できるようになった（図5）。表情も和らいだ。関東大震災で苦労した経験を語ったG氏に

対して,「いゃぁ〜,がんばりましたね」と,G氏を深く思いやる様子が観察された。このように,グループ内での対人交流や情動も安定し,同時に,他の参加者に対する思いやりや気配りも観察された。

以上のように,時間の経過とともに,I氏の認知障害は徐々に進行した。特に,抽象的思考力の低下や注意力の低下は,グループ場面のI氏の様子に大きな影響を及ぼした。しかしながら,「懐かしい音」のように,短期記憶を必要とする音のみの刺激から,持続的に目の前に置くことができるラッパという具体的な刺激によって,I氏の混乱は減り,保持された情動面の豊かさが発揮された。結果で述べたように,震災で苦労した参加者に対する温かな配慮ある発言は,このようなI氏の情動的な安定と他の参加者との豊かな交流を示している。これらの結果は,認知障害は進行しても,それをサポートする意図的な介入によって,参加者の情動面の豊かさや,参加者どうしの対人交流を促進できる可能性を示しているのではないだろうか。

VI. おわりに

筆者は,参加者の痴呆の程度が軽度な段階から,重度痴呆のグループと同じ働きかけを行うことが,参加者にとって必ずしもサポーティブだとは考えていない。参加者の自尊心に常に配慮しつつ,落ち着いた大人としての対応こそが,情動的に不安定な軽度痴呆性高齢者のグループでは大切である。痴呆が軽度であればあるほど,さりげなく,自然な,それでいて合理的な意図的介入が,何よりサポーティブだと考える。それ故,参加者の状態に応じて,丁寧に対応の仕方を変えていくことが重要だと思う。

文　献

1) Butler, R. N.：The life review：An interpretation of reminiscence in the aged. Psychiatry, 26, pp65-75, 1963.
2) 加藤伸司,下垣　光,小野寺敦志,植田宏樹ほか：改訂長谷川式簡易知能評価スケールの作成．老年精神医学雑誌, 2：1339-1347, 1991.
3) 黒川由紀子：痴呆老人に対する回想法グループ．老年精神医学雑誌．5 (1), 73-81, 1994.
4) 黒川由紀子：痴呆老人に対する心理的アプローチ：老人病院における回想法グループ．心理臨床学研究, 13 (2), 169-179, 1995.
5) 黒川由紀子,松田　修,丸山　香,斎藤正彦：回想法グループマニュアル．ワールドプランニング．1999.
6) Matsuda O, Saito M.：Crystallized and fluid intelligence in elderly patients with mild dementia of the Alzheimer's type. International Psychogeriatrics. 10, 147-154, 1998.
7) 松田　修,黒川由紀子,斎藤正彦ほか：回想法を中心とした痴呆性高齢者に対する集団心理療法：痴呆の進行に応じた働きかけの工夫について．心理臨床学研究．19, 6. 566-577, 2002.
8) Matsuda O, Kurokawa, Y, Saito, et al：Interrater Reliability of the Todai-shiki Observational Rating Scale (TORS) for Group Psychotherapy of Elderly Patients with Dementia. PSYCHOGERIATRICS. 1, 133-138, 2001.
9) 松田　修,斎藤正彦,黒川由紀子ほか：日本版 Neurobehavioral Cognitive Status Examination (NCSE) の作成：信頼性と妥当性の検討（第1報）．老年精神医学雑誌．12, 1177-1187, 2001.
10) 松田　修,熊沢佳子,櫻庭幸恵ほか．日本語版 Neurobehavioral Cognitive Status Examination (NCSE)

の作成（第2報）．老年精神医学雑誌 14, 475-483, 2003.
11) 森　悦郎, 三谷洋子, 山鳥　重：神経疾患患者における日本版 Mini-Mental State テストの有用性．神経心理学．1, 2-10, 1985.
12) 野村豊子：回想法グループの実際と展開：特別養護老人ホーム居住老人を対象として．老年社会科学, 35, 32-46, 1992.
13) 品川不二郎, 小林重雄, 藤田和弘ほか：日本版 WAIS-R 成人知能検査法：日本文化科学社．1990
14) 杉下守弘：日本版ウェクスラー記憶検査法（WMS-R）：日本文化科学社．2001.
15) 橘木てる子, 下垣　光, 小野寺敦志：回想法を用いた痴呆性老人の集団療法．心理臨床学研究, 16 (5), 487-496, 1998

（松田　修）

第6章 精神医学と記憶—不安はなぜ起こる—

I. はじめに

　人がものを考えたり，何か行動を起こしたりするパターンは，その人の過去の経験と学習から得た記憶の産物と考えられる。もっとも，別々に育てられた双子が，驚くほど似た考えや行動をとることも知られており，遺伝的にいくらか決定された思考・行動パターンが，生後の体験によって，修正されるかまたは新たなパターンが追加されると考えるほうがいいかもしれない。

　同様に精神症状も記憶の産物であり，その改善もまた新たな学習の獲得によって生じると仮定すれば，記憶学習のメカニズムを知ることが，精神症状の発症や治癒過程の脳科学的基盤を明らかにする糸口になるかもしれない。今回，この問題を，精神症状のうち不安と恐怖を例に考えてみる。

II. 記憶とは何か

　記憶や学習の定義は，その立場でさまざまである。ここでは，「経験が，のちの行動に影響するようなかたちで，『こころ』の中に永続的な変化を生じさせること」という定義を採用することとしよう[1]。

　まず，記憶は，短期記憶と長期記憶に分類される。電話帳をみて電話をかける時，電話番号はおそらく電話がかかった瞬間に忘れ去られるだろう。しかし，同じ数字でも小学生の時に必死で覚えた九九は日ごろ使わなくても忘れることはない。この相違は，2つの記憶が別の貯蔵庫に蓄えられているためであると考えられる。はじめに情報が蓄えられる短期記憶の貯蔵庫は，容量が限られていて，次々と新しい情報を得るためには，より古い情報を捨て去るか，膨大な容量をもつ長期記憶の貯蔵庫に移されなければならない。この2種類の貯蔵庫の存在を示唆する多くの実験的根拠があるが，ここでは紙面の都合で省略する。

　記憶の過程は，記銘，保持，想起に分けられる。第一の過程である記銘とは，情報を覚えこむことをいう。換言すれば，情報を短期記憶の貯蔵庫から長期記憶の貯蔵庫へと転送することである。保持とは，情報を貯蔵庫の中で保存することであり，想起とは，貯蔵された情報を検索する過程である。いったん覚えたことを忘れることを忘却というが，忘却が長期貯蔵庫から情報が失われること，すなわち保持が関係するか，あるいは，情報はそのまま保存されているが，それを検索して取り出すことが困難になること，すなわち想起が関係するかが問題である。多くの心理学的事実は，忘却の主な原因は，記憶情報が失われることではなく，新しい情報が追加されることで，より古い情報の検索が困難になったためと考えられている（検索困難説）。ある情報を記銘した後に，類似の情報をおぼえる課

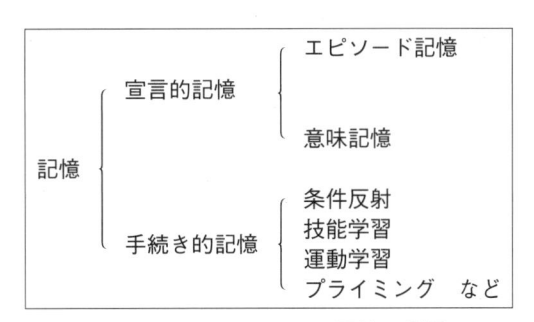

```
           ┌─ 宣言的記憶 ┬─ エピソード記憶
           │            │
           │            └─ 意味記憶
記憶 ──────┤
           │            ┌─ 条件反射
           │            │  技能学習
           └─ 手続き的記憶 ┤  運動学習
                        │  プライミング　など
```

図 1　スクワイアによる記憶の分類

題を課すと，もとの情報の想起が困難となるが，手がかりを与えると想起が容易になる．ふとしたきっかけで，長く考えもしなかった昔のことを，鮮やかに思い出すことは，誰にでも経験があることだろう．また，精神分析や内観療法において，忘れ去れた過去の想起が可能となるのは，自由連想や内観中になんらかの想起のための手がかりがあるからかもしれない．

　記憶はまた，記憶情報の内容を基準に分類される．ここでは，スクワイア（Squire）の分類を紹介する（図 1）．まず，宣言的記憶と手続き的記憶に大別される．宣言的記憶とは，自分の周囲で起こった出来事や知識に関する記憶であり，言語や視覚のイメージとして，意識のもとに想起される．一方，手続き的記憶は，作業や運動のやり方に関する記憶であり，作業の遂行時にのみ想起されるが，想起されたことは意識されないことが多い．車の運転方法を宣言的記憶として，"頭"で覚えても，"からだ"で覚えなければ，実際の運転はできない．また，野球理論を学んでも，名プレーヤーとはならない．車の運転やボールをキャッチする手順を記憶し，運動時にその記憶情報を自動的に検索参照して，滑らかな運動を行っているが，その記憶は言語化（意識化）されない．簡単に言えば，"からだ"で覚えるのが，手続き的記憶である．この章の中心テーマである条件反射は，この手続き的記憶に含まれる．

　例えば，物忘れのひどい痴呆患者が，自分の過去のエピソードをまったく思い出せなくても，若い時に習得した作業の手順を間違えずに，円滑な動作ができるのは，宣言的記憶にくらべ，手続き的記憶の障害が軽いためであり，残された手続き的記憶の温存を図ることは，痴呆患者の治療の重要なアプローチである．

　さらに，宣言的記憶は，意味記憶とエピソード記憶の 2 つに分類される．意味記憶とは，生活全般の常識や歴史・政治などの知識に関する記憶であり，エピソード記憶は，自分自身の過去に起こった出来事の記憶である．この 2 つの記憶のいずれかが選択的に障害を受けた脳損傷の症例研究から，2 つの記憶に異なる脳部位が関与することがわかった．また，明らかな脳損傷はなく，何らかの心理的原因のために過去の記憶が想起できなくなる解離性健忘（心因性健忘）では，エピソード記憶が障害されるが，意味記憶は温存されている．自分の名前を含めて自分の過去の全てを忘れた患者も，歴史的人物の名前は忘れない．

　記憶は，脳のどこかに蓄えられるのか．前述の短期記憶と長期記憶の貯蔵庫は，仮想的な"場所"であり，それぞれに該当する脳部位が同定されているわけではない．しかし，短期的に保存された情報が，長期的に保持される固定化の過程（記銘）に対して，側頭葉の内側にある海馬が重要な役割を

している．もっとも有名な症例は，てんかんのために海馬と扁桃体を含む両側内側側頭葉を切除されたイニシャル H. M. の患者である．彼は，手術以降の新しい出来事を覚えることはできないが，知能は平均以上で，数字が7桁まで復唱できるなど短期記憶も保たれている．また，手術前数年間の記憶は障害されたが，それ以前の出来事はよく覚えていた．海馬 CA1 野が選択的に障害された症例 R. B. も，同様の記憶障害を示す．この二人の患者は，海馬が，短期記憶と長期記憶それぞれ個々の記憶よりは，その間をつなぐ固定化の過程に関与することを示している．

　近年進歩の目覚しい脳機能画像の研究も，記憶における海馬の重要性を明らかにした．脳血流量を画像化する技術である，ポジトロン断層撮影法（positron emission tomography；PET）を用いたスクワイアらの研究が有名である[2]．15の英単語のリストを提示して覚えてもらい，その後，ある語幹（例えば mon）で始まる単語を，リストの中から列挙するように指示する．対象者は，リストに含まれる monkey などの単語を回答する．この課題中に，右側海馬の活性が高まることが明らかになった．この結果は，海馬が記憶の取り出し（想起）に関与することを示しているが，海馬が障害されても古い記憶の取り出しは障害されないことから，スクワイアらの結果で示された海馬の活性は，固定化の段階（記銘）に限られたものと考えられる．短期記憶から長期記憶への移行，すなわち固定化には，頭の中で覚えた情報を繰り返し唱えるリハーサルが必要であり，リハーサルのためには，記憶情報の貯蔵と取り出しを繰り返し行うことが必要であり，海馬がこの過程に重要な役割を担っているといえる．

　海馬の関与する記憶障害の代表的疾患が，アルツハイマー型痴呆である．この疾患は，初期段階で，海馬およびその入出力経路である嗅内野に病理学的異常が見られる．この段階で，新しい出来事が覚えらない，いわゆる物忘れが目立つようになるが，古い記憶は保たれ，その取り出しは可能である．

III．精神症状は，記憶のたまもの？

　人の行動は，適切なものであれ，不適切なものであれ，それまで体験した出来事を通して，学習された結果である．この説に従えば，精神症状もまた負の学習の結果ということになる．この学習理論に基づき，行動療法などの心理療法が考案された．しかし，この仮説は主に心理学的に説明されてきたが，脳科学の立場から十分に解明されていない．もちろん，現時点では，科学的証拠は限られているが，近年，記憶の神経機構の解明は目を見張るものがあり，もし精神症状と正常な記憶が共通のメカニズムを介して生じるなら，精神症状の発症に関わる脳メカニズムの解明も大いに進むであろう．

IV. 不安と恐怖は，条件反射によって生じる？

1．条件反射とは何か

　不安と恐怖が，条件づけを介しておこるとする仮説がある。そのことを説明する前に，条件づけについて簡単に説明する。パブロフ（Ivan Petrovich Pavlov）は，食餌に伴うイヌの唾液量増加（食餌反射）を観察し，反射を本来誘発する食餌（無条件刺激）以外の刺激によって，新しい反射を人工的に作ることができることを証明した[3]。唾液腺の導管を切断し，その端を皮膚の外側に引き出す手術を行い，唾液分泌量を計測する。食餌により，唾液分泌が起こる。次に，メトロノームの音を聞かせた直後に食餌を繰り返し与えると，メトロノームを鳴らすだけで唾液分泌がおこるようになる。食餌による唾液分泌は生まれつきの反射（無条件反射）であるが，この反射の刺激（食餌；無条件刺激）に本来は反射に関連のない刺激（メトロノーム音；条件刺激）を時間的に組み合わせると，新たな反射（条件反射）が形成されたことになる。この条件反射を介して，多くの行動パターンをイヌは学習できるようになる。パブロフは，さらに，人間個々の思考や感情までもが，単純な反射が巧妙に組み合わされて，生じると考えた。その著書[3]のなかで，パブロフは，「いまのところ心理学の術語である，怒り・恐怖・快楽などで表現される行為が，いずれ大脳半球の直下にある脳の一部の単純な反射的活動に帰せられる望みがでてきている」と述べている。

2．恐怖をおこす条件反射

　パブロフが予言したように，人間の感情パターン（ここでは恐怖）が条件反射を介して形成されることを，ワトソン（John Watson）は，アルバートという幼児を対象とした実験で証明した[4]。白いネズミ（ラット）をみせると，アルバートは興味を示し，触ろうと寄ってくる。このネズミをみせるのと同時に，鉄の棒をハンマーで叩き，大きく不快な音をたて，アルバートに聞かせる。この組み合わせ刺激を何度も繰り返すと，アルバートは，ネズミをみただけで，泣き叫び，その場を逃げようとする。恐怖を引き起こすハンマー音（無条件刺激）に，本来は無害だったネズミ（条件刺激）を組み合わせて呈示することで，アルバートは，無害なネズミを怖いものであると学習した。この実験モデルを含め，恐怖反応を引き起こす条件づけを，恐怖条件づけという。

　恐怖条件づけの神経機構を解明するためには，動物モデルの開発が不可欠である。最も代表的なモデルが，ネズミ（ラット）を用いたモデルである。ネズミに無害な音刺激（条件刺激）と有害な電気ショック（無条件刺激）を組み合わせて加える。この組み合わせ刺激を繰り返した後，本来無害な音刺激に対して，電気ショックがなくても，ネズミは，恐怖によると考えられるすくみ行動をとるようになる[5]。この動物モデルを用いて明らかにされた恐怖の神経機構に関する成果は後述する。

3. はたして，人間の不安や恐怖は，恐怖条件づけによっておこるといっていいのか？

問題は，私たちが感じる不安や恐怖，および不安障害患者の感じる不安や恐怖が，ネズミや幼児の条件づけを介して獲得された恐怖反射と同じものといえるかどうかである。

表1はアメリカ精神医学協会の不安障害の分類を示す。不安障害各疾患の重要な鑑別基準の1つは，何を対象に不安や恐怖を感じるかである。動悸や息苦しさなどの突然の出現（パニック発作）におびえるパニック障害，閉所恐怖や高所恐怖など，限定された特定の対象に対してだけ恐怖を感じる特定の恐怖症，過去の外傷体験が繰り返し想起され不安に慄く外傷後ストレス障害，人前で緊張しておびえる社会恐怖，そして，「手にバイ菌がついたのではないか」などの考えが繰り返し浮かび心配する強迫性障害は，それぞれが特徴的な対象をもつ。一方，全般性不安障害は，多数の事を過度に心配するなど，対象があいまいで，特別な対象がなく何にでも不安を感じる。さらに，精神医学においては，対象を持つものを恐怖といい，対象を持たないものを不安という。

恐怖条件づけが，不安障害の不安と恐怖のモデルとして妥当であるか否か。第一に問題になるのは，関与する記憶の種類の問題である。この問題を，26歳のパニック障害の女性患者を例に説明する。妊娠4ヵ月の時，車運転中，交差点での信号待ちで，動悸，めまい，吐き気（パニック発作）が突然出現した。30分ほどで治まり，その後内科を受診するが，検査上異常を指摘されなかった。1週間後にも，同じ交差点で同様のパニック発作が出現し，それ以降，他の交差点でも信号待ちに発作を繰り返し，「発作が起こったら，逃げ場がない」と怖がり，「発作がおこるのではないか」という強い予期不安を持つようになり，車に乗れなくなった。歩いて外出するだけでも発作がおこるようになり，次第に外出もできなくなり，自宅にいても，「独りでいて，発作がおこったらどうしよう」と終日発作におびえるようになった。この患者の場合，繰り返し起こるパニック発作がエピソード記憶として記憶された結果，予期不安を形成していく。したがって，予期不安は，手続き記憶のカテゴリーに入る条件づけとは異なるメカニズムが関与していると考えるのが自然であろう。しかし，同じ信号待ちの状況で出現したパニック発作は，意識的に繰り返したわけではない。自動的に繰り返す発作は，言語あるいは視覚のイメージとして想起されるエピソード記憶というより，"からだの記憶"である手続き記憶

表1 アメリカ精神医学協会による不安障害の分類

1. 広場恐怖を伴わないパニック障害
2. 広場恐怖を伴うパニック障害
3. パニック障害の既往歴のない広場恐怖
4. 特定の恐怖症
5. 社会恐怖
6. 強迫性障害
7. 外傷後ストレス障害
8. 急性ストレス障害
9. 全般性不安障害
10. 一般身体疾患による不安障害
11. 物質誘発性不安障害
12. 特定不能の不安障害

とするのが妥当と思われる。最初のパニック発作が起こった場面の何かの要素が条件刺激となり，その後のパニック発作を誘発したと考えれば，条件反射の特徴に一致する。このように，少なくとも初期のパニック発作が条件づけを介しておこり，予期不安はその発作自体がエピソード記憶となって形成されたもので，別々の記憶のメカニズムが働いているといえる。さらに，外傷後ストレス障害の症例をあげ，この問題を考える。40歳男性が，狩猟中，仲間の撃った銃弾を右肩に受けた。その後，事故場面の悪夢と想起が続いた。近所の新築工事の現場から，不意に大きな工事の音がすると，強い恐怖感に伴って動悸や右肩の痛みを感じ，立っていられなくなる。この患者の場合も，撃たれた出来事はエピソード記憶として生々しく想起されるが，射撃音と類似の音（新築工事の音）によって生じる恐怖感と身体症状の出現は，反射的特徴をもち，恐怖条件づけが関連しているといえる。このように，不安障害の不安および恐怖は，1つの記憶メカニズムによって生じるのではなく，エピソード記憶が関与する側面と条件反射が関与する側面があるというべきである。

　もう1つの問題は，恐怖条件づけが，本来，危険を予知するための重要な学習であるのに対して，不安障害の不安や恐怖は，本来は危険がなく不快を感じる必要のないことに対しても形成されることである。恐怖を示す英単語は，fearとphobiaである。Fearは真に危険なものを恐れることであり，phobiaとは自らも本当は怖くないとわかっているものに対して恐れを感じることをいう。真に危険を予知するものに対して条件づけが形成されるためには，危険と関連がないことがわかると，すなわち無条件刺激と組み合わせずに単独で刺激され続けると，いったん獲得された恐怖条件づけが消失する。この過程を消去とよぶ。すなわち，条件反射の獲得と消去を繰り返しながら，正しい学習が行われる。不安障害における不安や恐怖が，不適応反応として持続するのは，いったん獲得された条件反射が，その条件刺激が危険と関連のないものであっても，なかなか消去されないからかもしれない。消去過程の障害が不安障害をおこす可能性については後述する。

　さらに，条件づけを不安のモデルとすることの問題点は，恐怖・不安の対象の問題である。前述のワトソンの実験も，幼児に動物恐怖を植え付けたものであり，特定の恐怖症のモデルであると考えることはできる。しかし，条件づけによって獲得された恐怖は，条件刺激に限定されて惹起されるものであり，全般性不安障害のような，対象が漠然とした疾患のモデルになるとは考えにくい。また，上述のパニック障害の場合，恐怖条件づけによってパニック発作が誘発されるならば，その発作が同じ場所または状況だけに限定され，他の場所や状況では不安を感じなくてよいはずであるが，容易に発作が他の場所や状況に発展していく。このように対象が限定できない不安の発症は，条件—無条件刺激のペア刺激による古典的な条件反射では，十分に説明ができない。

4．もう一つの恐怖条件づけ：コンテクストによる条件づけ

　条件刺激によって恐怖反射が獲得される反面，条件刺激を受けなければ，不安を感じなくてすむことになる。しかし，条件刺激—無条件刺激の組み合わせが不明確になると，危険を感じる場面と安心できる場面の区別がつかなくなり，不安を感じる状況が拡大していくであろう。

　ネズミの恐怖条件づけに話をもどすと，実験のケージに入れられたネズミは，その中で無条件刺激である電気ショックと条件刺激である音刺激の組み合わせ刺激後に，恐怖条件づけを獲得する。ネズ

ミは条件刺激の音を聞いてすくみ行動を起こすようになるが，条件刺激がなければ，すくみ行動は起きない．しかし，無条件刺激である電気ショックを条件刺激との組み合わせなしに加えると，ネズミは，その実験のケージの中に入れられるだけですくみ行動を起こすようになる．実験のケージは，無条件刺激と関連した1つの"状況"である．実験のケージという状況下で恐怖条件づけが行われると，その状況下で条件刺激なしで恐怖反応がおきる可能性が生まれる．複数の要素によって構成され，無条件刺激と関連する状況をコンテクスト（context；前後関係，文脈，状況や背景と訳される）といい，この条件づけを，コンテクストによる恐怖条件づけ（contextual fear conditioning）という[5]．条件刺激―無条件刺激のペアによる条件づけは，時間的に密に関連した2つの刺激の連合によって獲得される条件づけであるが，コンテクストによる恐怖条件づけには，コンテクストという空間的状況が関連している．おそらく，条件刺激―無条件刺激のペア刺激による条件づけと同時に，その"背景"にある実験のケージというコンテクストによる条件づけの獲得がおこりうる．しかし，時間的連合の強い条件刺激と無条件刺激のペアによる古典的な条件反射が形成されると，恐怖反応を引き起こす可能性のあるコンテクストのもとで，"条件刺激がない"という事象が恐怖反応を起こしにくくしている．しかし，条件刺激―無条件刺激のペアによる条件づけが獲得されないと，ネズミはいつ電気ショックを受けるかを予想できず，本来"背景"であるはずのコンテクストによる条件づけが起きるようになる．対象が限定されている時，人はそれ以外では恐怖に怯える必要はない．しかし，いつ危険があるかがわからない状況では恒常的な不安に晒され続けることになる．この意味で，コンテクストによる条件づけは不安のモデルといえる．

　前述のパニック障害患者を例に，この問題を考えると，車運転中の交差点での信号待ちというコンテクストのもと，パニック発作がおこる（コンテクストによる恐怖条件づけ）．違う交差点でも，"車の運転"や"信号待ち"という要素で構成された類似のコンテクストで発作がおき，さらに共通の要素"車の運転"，"外出"からなる別のコンテクストのもとでパニック発作がおこるなど，発作発症の場所が拡大していく．このように考えると，条件刺激―無条件刺激のペアによる条件づけは，対象が限定された恐怖のモデルであり，コンテクストによる条件づけは，対象が拡大され，あいまいとなった不安のモデルということができるかもしれない．

5．人間の恐怖条件づけ―不安障害の不安とコンテクストによる条件づけ―

　不安障害患者の恐怖と不安が，恐怖条件づけを介しておこるならば，無条件刺激―条件刺激ペアによる古典的な恐怖条件づけとコンテクストによる条件づけの起こり易さに，不安障害患者と健常対象者の間で違いがあるかもしれない．

　人間を対象とした恐怖条件づけの研究も，近年，実験方法が洗練されてきている[6]．人の不安の程度を，音刺激によって誘発される瞬きの振幅を尺度に，数値化することができる．聴覚性驚愕反応といい，不安が強いと瞬きの振幅は大きくなる．例えば，多くの人間に共通して不安を引き起こす暗い場所での聴覚性驚愕反応は，明るい場所に比べて，増大している．

　恐怖条件づけを目的に，腕に不快な電気刺激（無条件刺激）と本来は恐怖と結びつかない映像呈示（条件刺激）を組み合わせると，本来は瞬きに影響しない映像呈示によって瞬き反射が促進される．古典

的な条件刺激─無条件刺激のペアによる条件づけが獲得されたことになる。同時に，無条件刺激を受ける実験環境自体がコンテクストとなり，恐怖条件づけが獲得される。例えば，無条件刺激を加えなくとも電気刺激の電極を腕に装着するだけで，驚愕反射が増大し，実験環境にいるだけでも，その間じゅう驚愕反射が持続して増大する。

　この方法を用いた研究成果の1つを紹介する[6]。条件刺激と無条件刺激をペアにして刺激するグループ（ペア群）と無条件刺激のみを加えるグループ（非ペア群）に対象を分けて，驚愕反応を調べた。ペア群では，ペア刺激後に条件刺激による驚愕反応が増大する。この現象はもちろん恐怖条件づけの獲得を示している。次に時間を置き，2回目の実験を行う。何も刺激を加えない時の驚愕反応を，条件づけ前の1回目と2回目で比較した。この驚愕反応は，ペア群では変化を認めないが，非ペア群では，2回目の驚愕反応が，1回目に比べ増大していた。非ペア群での2回目の驚愕反応の増大は，1回目に侵害的な無条件刺激を体験した実験環境がコンテクストとなり，条件づけが獲得されたことを示している。この結果は，条件刺激─無条件刺激ペアによる条件づけを獲得したペア群では，コンテクストによる条件づけが形成されにくく，条件刺激─無条件刺激のペアによる条件づけが形成されない非ペア群では，コンテクストによる条件づけが形成されやすいことを示している。

　さらに，対象者が条件刺激─無条件刺激のペアを認識しているか否かが，コンテクストによる条件づけの獲得（不安の発症？）に影響することを示す興味深い研究がある[7]。条件刺激─無条件刺激のペアの前後で驚愕反応を計測する。対象者を，条件刺激─無条件刺激のペアがあることに気づいた群と気づかなかった群に分ける。気づいた群では，条件刺激を呈示すると驚愕反応（条件刺激─無条件刺激ペアによる条件づけ）は増大するが，条件刺激を加えない時の驚愕反応（コンテクストによる条件づけ）は増大しない。一方，気づかなかった群では，条件刺激─無条件刺激のペアによる条件づけがおきず，コンテクストによる条件づけがおきる。さらに，この2つの群のうち，ペア刺激の存在に気づかなかった群が，スピールバーカー（Spielberger）の状態─特性不安尺度（State and Trait Anxiety Inventory：STAI）の特性不安の得点が高かった。不安の元来強い人が，危険を予告するシグナルを認識することができず，そのために不安をさらに増大させていく。不安の悪循環を示す面白い研究である。

　この結果はまた，認知療法などの心理療法の正当性を示す科学的根拠の1つになるかもしれない。人間を不安に陥れる要因を完全に取り除くことはできない。しかし，本当は何が危険であり，何が危険でないかを知ることが，不必要な不安に陥らない唯一の方法であるかもしれない。上記の認知が不十分であることが，コンテクストによる恐怖条件づけを獲得しやすくさせ，不安の悪循環に陥る原因であるなら，本当は何が怖いものであったか（言い換えると，それ以外のものは本当は不安に思う必要がないということ）を正しく認識することが，不安の軽減（コンテクストによる条件づけの抑制）につながることになる。不安とそれを起こさせるものの正しい関係を認識できない，または忘れてしまうことが，不安を引き起こすならば，それを正しく思い出させることは，治療上重要なことである。

　不安障害患者は，コンテクスト条件づけを獲得しやすい状態にある。米国では，ベトナム戦争や湾岸戦争を体験した在郷軍人の外傷後ストレス障害に関する多くの研究がある[6]。湾岸戦争の在郷軍人で外傷後ストレス障害に罹患した群と罹患しなかった群の驚愕反応を比較した研究がある。その結果，罹患群は非罹患群に比べ，コンテクストによる条件づけが容易に獲得されることが明らかになった[8]。

同様の結果は，パニック障害の患者からも得られている。

V. 恐怖条件づけの神経機構

　人間とネズミの恐怖条件づけに共通の神経機構が関与するなら，動物実験を用いて，恐怖・不安の神経機構を解明することが可能となる。ネズミの脳の一部を破壊する実験や脳活動を抑制する物質を脳の局所に注入する実験から，ネズミの条件刺激―無条件刺激ペアの条件づけに，扁桃体（図2）の活性が重要な役割を担うことが明らかになった[6]。扁桃体のうち，特に基底外側核群が，条件刺激と無条件刺激の連合の記銘と保持に関わる部位である。さらに，扁桃体の中心核は，すくみ行動に関連する中脳水道灰白質や，心拍数増加や血圧上昇に関連する視床への投射経路を持つ。基底外側核群で形成された条件刺激―無条件刺激のペア情報が，中心核を経て，恐怖反応を司る中枢へ送られ，恐怖条件づけが生じる。人間においても，恐怖条件づけに扁桃体が関与することは，機能的核磁気共鳴画像（functional MRI）などの脳イメージングを用いた研究によって証明されている[9]。

　一方，コンテクストによる条件づけには，海馬（図2）の関与が考えられている。外側海馬の破壊によって，ネズミは条件刺激―無条件刺激ペアによる条件づけは保持されるが，コンテクストによる条件づけが障害される[10]。しかし，相反する報告，すなわち海馬損傷によるコンテクストによる条件づけの促進を示した研究もある[11]。通路でつながった暗い部屋と明るい部屋をもつ実験ケージにネズミを入れると，夜行性であるネズミは暗い部屋の方へ好んで行く。暗い部屋で条件刺激―無条件電気ショックのペア刺激を繰り返し，条件づけを獲得しても，ネズミが暗い部屋へ好んで行くことは変わらない。一方，暗い部屋で条件刺激との組み合わせなしに無条件電気ショックを加えると，ネズミは暗い部屋を避け，明るい部屋へ逃げ込むようになる。この回避行動は，無条件電気ショックに対する

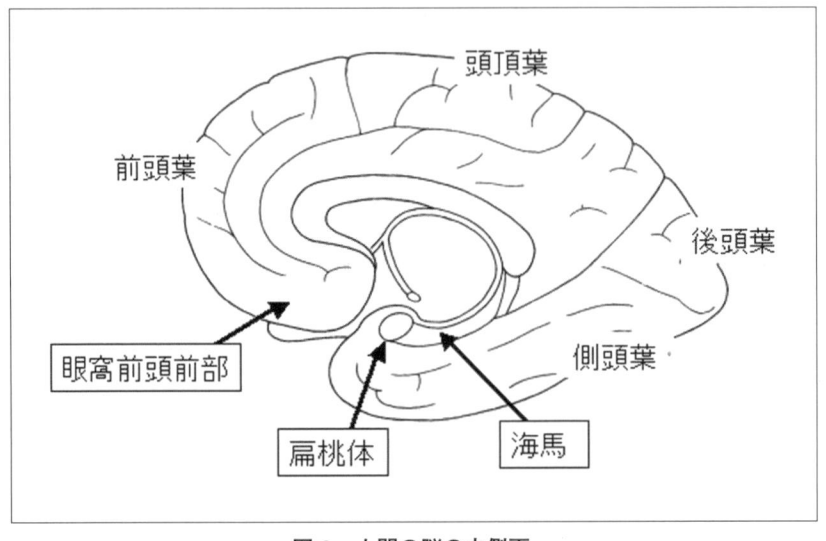

図2　人間の脳の内側面

予測が立たないため，暗い部屋というコンテクストによる条件づけを獲得したことによる．海馬を破壊したネズミに対して，暗い部屋で条件刺激―無条件刺激ペアを加えると，非破壊ネズミと違い，海馬破壊ネズミは，条件刺激―無条件刺激による条件づけを獲得できず，代わりに，暗い部屋からの回避，すなわちコンテクストによる条件づけが獲得されるようになる．コンテクストによる条件づけが促進する外傷後ストレス障害に罹患した患者の海馬体積が減少していることが報告されており[12]，記憶の主座である海馬は，不安の座でもあることになる．

VI. 前頭葉が恐怖と不安を和らげるのか？

　条件刺激―無条件刺激ペアによる条件づけが，対象の限られた恐怖のモデルであり，コンテクストによる条件づけが，対象があいまいな不安のモデルであることを述べてきた．しかし，条件づけによる恐怖反応は，侵害的な無条件刺激を受けなければ，次第に消失していく．この過程を消去という．この恐怖条件づけと不安障害の病的な恐怖や不安との大きな相違は，不安障害の場合，安全であることが理屈の上でわかっていても恐怖や不安がとれないことにある．筆者の外来に通う患者も，「言葉ではわかっていても，気持ちがそれについてこない」と訴える．患者では，なぜ，いったん獲得された恐怖と不安が消えないのかが問題である．このため，恐怖条件づけの消去過程の研究は，治癒過程を解明していく鍵となるかもしれない．消去は，単なる記憶の喪失ではなく，条件づけを表現させない新しい学習であると考えられている．一度消去された条件づけの再度条件づけは，新たな条件づけより，獲得が容易であることもその傍証であろう．

　この消去という学習過程に，前頭葉の活性が関与することが明らかにされた．ネズミの腹側内側前頭前野の破壊実験により，恐怖条件づけの消去が抑制されることが報告されてきたが，電気生理学的手法を用いてネズミの恐怖条件づけの消去が，同部位の活性によって促進されることがわかった[13]．

　腹側前頭前野の神経細胞から活動電位を記録する．一般的に用いられている音条件刺激と電気ショック無条件刺激のペアにより，恐怖反応であるすくみ行動の増大がみられ，条件刺激のみの呈示を繰り返すとすくみ行動は次第に弱まっていく．腹側内側前頭前野において，恐怖条件づけの段階ではみられなかった神経細胞の活動が，消去過程中に観察され，この活動が高いと，消去が起こりやすいことがわかった．さらに，腹側内側前頭前野への電気刺激と条件刺激である音刺激をペアにすると，消去が促進されることも明らかにされた．

　不安障害の脳機能イメージングの研究から，ネズミの腹側内側前頭前野に相同すると考えられる内側眼窩前頭前部（図2）の異常な活性亢進が報告されている[14]．このことが，消去，すなわち不安を軽減しようとする前頭葉の過活動を示したものか，あるいは，前頭葉機能低下を反映し，消去を抑制することで不安の持続を引き起こす原因となっているかはわからないが，人間の不安発症と前頭葉に何らかの関連があることは確からしい．特に強迫性障害の患者において，眼窩前頭前部の活性が亢進した患者が，行動療法などの心理療法の有効性が高いことが報告されており[15]，不安障害の治癒過程に前頭葉機能が関与する可能性があることがわかった．

VII. 恐怖・不安の形成は，シナプスでおこる？

　神経細胞から次の神経細胞へと情報を伝えることによって，脳は機能する。細胞間の情報伝達はシナプスという場所で行われる。ある神経細胞が興奮すると，その細胞から伝達物質と呼ばれる化学物質がシナプスに放出される。伝達物質は次の細胞にある受け皿（受容体）に結合し，その細胞を興奮あるいは抑制させることで，情報を伝える。このシナプスが記憶の主役となる。シナプス伝達が長時間促進される現象を長期増強といい，記憶のモデルと考えられている。短時間の高頻度刺激（例えば1秒間100 Hzの刺激）をある興奮性の入力線維に加えると，その入力線維がシナプスを形成する神経細胞間の伝達が，高頻度刺激を加える前に比べて，長時間（数週におよび）促進する。一方，高頻度刺激を加えなかった入力線維とのシナプスにおける伝達は促進されない。

　この長期増強が，恐怖条件づけ，すなわち不安発症の重要なメカニズムであるかもしれない。興味深いことに，恐怖条件づけの中枢と考えられている前述の海馬と扁桃体で，この長期増強は最も生じやすい。近年，扁桃体の長期増強が恐怖条件づけに伴って生じることが証明された[16]。ネズミの扁桃体の外側核に電極を配置し，その活性を記録する。音刺激を加えると，視床を介して，扁桃体外側核から誘発電位が記録される。音刺激と電気ショックをペアで刺激をすると，その後，音刺激による扁桃体外側核の誘発電位が，条件づけに伴って，長時間増大する。この誘発電位の増大は，扁桃体でのシナプス伝達の長期増強によって生じたと考えられ，長期増強が，一般的な記憶に関与するだけでなく，恐怖条件づけにも関与することが明らかとなった。

VIII. 脳細胞の中の物質が恐怖と不安を形成する

　恐怖と不安が，神経細胞間すなわちシナプス伝達の変化よって起こる可能性を説明してきた。次に，細胞内のメカニズム，すなわち，神経細胞の中にある化学物質の関与が，重要なテーマとなる。カンデル（Eric Kandel）は，アメフラシ（図3A）のえら引っ込め反射に関する研究から，条件づけのメカニズムを細胞および分子レベルで解明した[17]。水管を触られると，アメフラシはえらを引っ込める。このえら引っ込め反射は，水管の感覚神経が，えらの運動を司る運動神経と直接シナプスを形成し，その1つのシナプスを介して，誘発される単シナプス反射であり，神経回路が単純であるため，分子レベルでの解明に適した実験モデルである（図3B）。

　尾への侵害的な電気刺激（無条件刺激）と水管への接触（条件刺激）を組み合わせると，その後のえら引っ込め反射は長時間増大し，それに伴って，水管の感覚神経とえらの運動を支配する運動神経の間のシナプス伝達も長時間促進する。尾の感覚神経は，セロトニン作動性の介在神経にシナプスを作り，そのセロトニン神経細胞が，水管の感覚神経の終末にシナプスを形成し，その感覚神経からの伝達物質の放出量を調整する（図3B）。

　条件刺激と無条件刺激をペアで刺激する。まず，水管に触ること（条件刺激）によって，その感覚神経が興奮し，神経終末のカルシウムチャンネルが開く（図3C）。このカルシウムチャンネルの開口

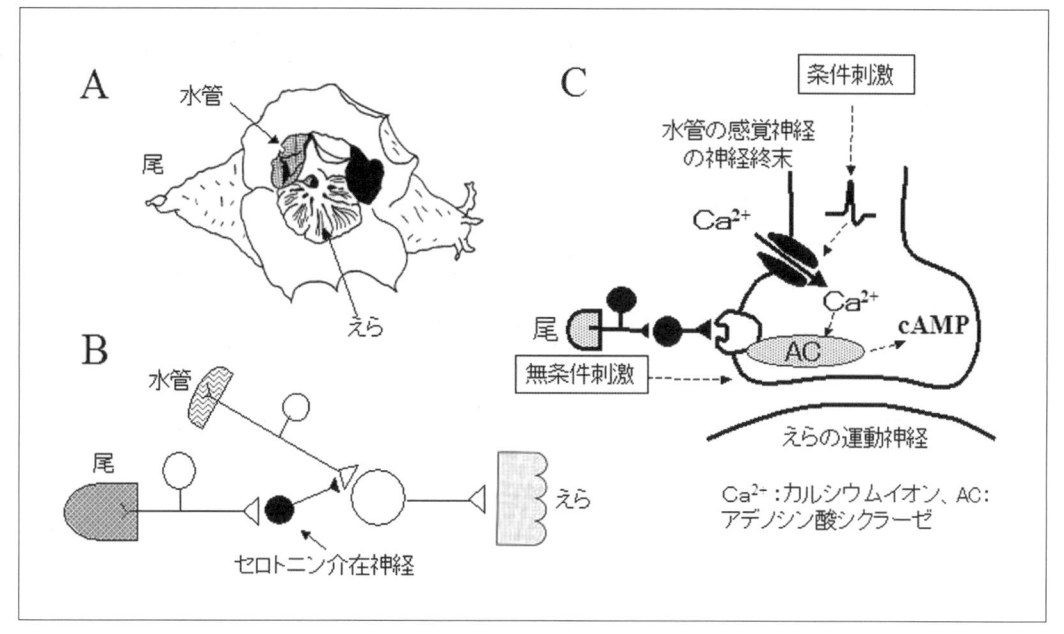

図3 アメフラシのえら引っ込め反射
A：アメフラシ　B：えら引っ込め反射の神経回路　C：感覚神経と運動神経のシナプス

によって，カルシウムが感覚神経の終末に流入し，細胞内カルシウム濃度を増加させる．増加したカルシウムはカルモジュリンという物質と結合する．このカルシウム─カルモジュリン複合体が，アデニル酸サイクラーゼを活性化する．一方，尾への電気ショック（無条件刺激）が尾の感覚神経を興奮させ，次にその感覚神経とシナプスを作るセロトニン神経を興奮させ，セロトニンの放出を促進する．このセロトニンが，水管の感覚神経終末のセロトニン受容体を活性化し，その後，アデニル酸サイクラーゼが活性化する．つまり，条件刺激と無条件刺激のそれぞれの情報が，アデニル酸サイクラーゼの活性化へと収束することが，条件づけに必要だということになる．

　アデニル酸サイクラーゼの活性により，環状アデノシン一燐酸（cAMP）濃度が増加する．その後，一連の反応経路を経て，cAMP-responsibe element-binding（CREB）protein と呼ばれる蛋白が生成される．CREB が DNA に働き，その結果，蛋白合成を促進し，新しいシナプスが作られる．えら引っ込め反射の回路の，水管の感覚神経とえらを支配する運動神経の間のシナプスが増え，シナプス伝達が長期間に促進されることで，条件づけ後のえら引っ込め反射の亢進をおこす．

　アメフラシのえら吸い込め反射における条件反射を不安のモデルとすることはできないが，CREB が恐怖条件づけに重要な役割をしていることが近年明らかになった．特に，扁桃体の CREB が，条件刺激─無条件刺激のペアによる恐怖条件づけに関与し，一方，海馬の CREB が，コンテクストによる恐怖条件づけに関与することが報告されている[18]．人間の恐怖と不安に，同様の物質が働くか．魅力的なテーマである．

IX. まとめ

　不安という最も重要な"心"の問題が，脳科学のレベルでどこまで解明されてきたかを紹介してきた．著者の勉強不足と紙面の都合から，その全てを紹介できたわけではないが，不安や恐怖が，シナプス伝達の機能的変化，シナプス形成などの解剖学的構造学的変化，および脳細胞内の分子化学的変化などによって生じる可能性が解明されつつあることは，どうにか説明できたかと思う．

　フロイドの精神分析学的な解釈は，臨床現場のみならず文化・芸術にまで影響を与えてきた．また，認知療法や行動療法は，臨床実践の中で発展し，その心理学的，理論的根拠も広く研究されてきた．しかし，脳科学がこころの問題に踏み込むまでには進歩してこなかったこともあって，精神分析家や精神療法家が，それぞれの理論を脳のレベルで論じることが今までできなかった．

　この20年の脳科学の進歩は目覚しく，特に記憶のメカニズムは，物質レベルおよび遺伝子レベルでかなりのことがわかってきている．また，精神医学および医療に関わる者の中で，症状の多くが個々の人間の体験を通して形成されることに異論を挟む者はなく，さらに，精神分析や精神療法は，症状だけでなく，行動パターンの多くが，記憶や学習と密接に関係することを，理論の中心に据えている．このように考えると，記憶と学習のメカニズムの解明が，こころの問題を脳の問題として明らかにする糸口となるかもしれない．

　20世紀後半，精神医学は，向精神薬の薬理研究から，精神疾患の発症と治癒を，脳科学的（あるいは生物学的）に研究する道を開いた．しかし，個々の人間が，体験を通して，どのようにして精神症状に苦しむようになり，癒されていくかは，脳のレベルではまったくわかっていない．21世紀は，この問題が精神医学のもっとも重要なテーマになるかもしれない．興味深いことに，前述の，アメフラシの条件反射の研究から，記憶の分子機構を解明したカンデルが，コロンビア大学のNew York State Psychiatry Institute創立100周年の講演で，行動（症状）を決定する社会要因と生物学的要因（脳の問題）の相互作用を明らかにすることが，もっとも重要な精神医学の課題であると提唱している[19]．

文　献

1) 市川伸一，他：岩波講座　認知科学—5；記憶と学習．岩波書店，1994
2) Squire RL, et al：Activation of the hippocampus in normal humans：a functional anatomical study of memory. Proceedings of the National Academy of Science U. S. A. 89：1837～1841, 1992
3) イアン・ペトロビッチ・パブロフ：大脳半球の働きについて—条件反射学—, 1927（川村　浩，訳：岩波書店，1975）
4) Watson JB, et al：Conditioned emotional reactions. Journal of Experimental Psychology 3：1～14, 1920
5) Maren S：Neurobiology of Pavlovian fear conditioning. Annual Review of Neuroscience 24：897～931, 2001
6) Grillon C：Startle reactivity and anxiety disorder：aversive conditioning, context, and neurobiology. Biological Psychiatry 52：958～975, 2002
7) Grillon C：Associative learning deficits increase symptoms of anxiety in humans. Biological Psychiatry 51：851-858, 2002
8) Grillon C, et al：Fear-potentiated startle conditioning to explicit and contextual cues in Gulf war veterans with posttraumatic stress disorder. Journal of Abnormal Psychology 108：134～142, 1999

9) Morris JS, et al : Conscious and unconscious emotional learning in the human amygdala. Nature 393 : 467〜470, 1998
10) Kim JJ, et al : Modality-specific retrograde amnesia of fear. Science 256 : 675-677, 1992
11) Winocur G, et al : The hippocampus and conditioning to contextual cues. Behavioral Neurosience 101 : 617〜625, 1987
12) Bremner JD, et at : MRI-based measurement of hippocampal volume in patients with combat-related post-traumatic stress disorder. American Journal of Psychiatry 152 : 973〜981, 1995
13) Milad MR, et al : Neurons in medial prefrontal cortex signal memory for fear extinction. Nature 420 : 70〜74, 2002.
14) Stein DJ et al : Neuropsychiatric aspect of anxiety disorder. The Amperican Psychaitric Publising Textbook of Neuropsychiatry and Clinical Neuroscience, 4th edition (Yudotsky SC et al, eds). American Psychiatric Publishing, pp1049〜1068, 2002
15) Brody AL, et al : FDG-PET predictors of response to behavioral therapy and pharmacotherapy in obsessive-compulsive disorder. Psychiatry Research 84 : 1〜6, 1998
16) Rogan MT et al : Fear conditioning induces associative long-term potentiation in the amygdala. Nature 390 : 604〜607, 1997.
17) Kandel ER : Cellular mechanisms of learning and memory. Essentials of Neural Science and Behavior (Kandel ER et al, eds). Appleton & Lange, pp667〜694, 1995.
18) Impey S, et al : Stimulation of cAMP response element (CRE)-mediated transcription during contextual learning. Nature Neuroscience 1 : 595〜601, 1998
19) Kandel ER : A new intellectual framework for psychiatry. American Journal of Psychiatry 155 : 457〜469, 1998

（東間正人）

第7章 老年期の精神疾患
―特に痴呆性疾患に焦点を当てて，最近の研究動向を中心に―

I. はじめに

　急速に高齢化社会が進行しつつある現在，痴呆性高齢者の増加は大きな社会的問題であり，痴呆性疾患に関する研究の推進および早急な治療法の開発が望まれている。そこで本稿では，老年期の精神疾患の内でも特に痴呆性疾患に焦点を当てて，最近の基礎的研究動向を中心に，概説していくこととする。

　具体的には，頻度の多い3つの痴呆性疾患，アルツハイマー病，血管性痴呆，レビー小体型痴呆を取り上げ，アルツハイマー病についてはその基礎的研究を中心に，血管性痴呆とレビー小体型痴呆については疫学，治療を中心に簡単に触れることとする。

II. アルツハイマー病

1. アルツハイマー病の発病率

　アルツハイマー病の発病率を検討した7つの研究をレビューした報告によると，どの研究結果からも60歳代前半から80歳代後半にかけては指数関数的に，アルツハイマー病の発病率は増加している[1]。人口の高齢化，特に後期高齢者が急増しつつある先進国においては，アルツハイマー病患者の増加は大きな社会的問題となっている。

2. アルツハイマー病の診断

　では，アルツハイマー病とは如何にして診断されるのであろうか？　遺伝子異常を有する家族性アルツハイマー病の場合を除けば，現在においてもアルツハイマー病診断のgold standardは病理診断である。アルツハイマー病の病理診断を非常に簡略化して示せば，老人斑の出現（図1），神経原線維変化の出現（図1），神経細胞の消失という3つが指標となる。これらの内，老人斑の主要構成物質はアミロイドβ蛋白であることが，また神経原線維変化の主要構成物質はリン酸化されたタウ蛋白であることが，明らかとなっている。即ち，アルツハイマー病とは何であるかということは，神経病理の立場からは老人斑と神経原線維変化の出現する疾患ということになるが，生化学的にはアミロイドβ蛋

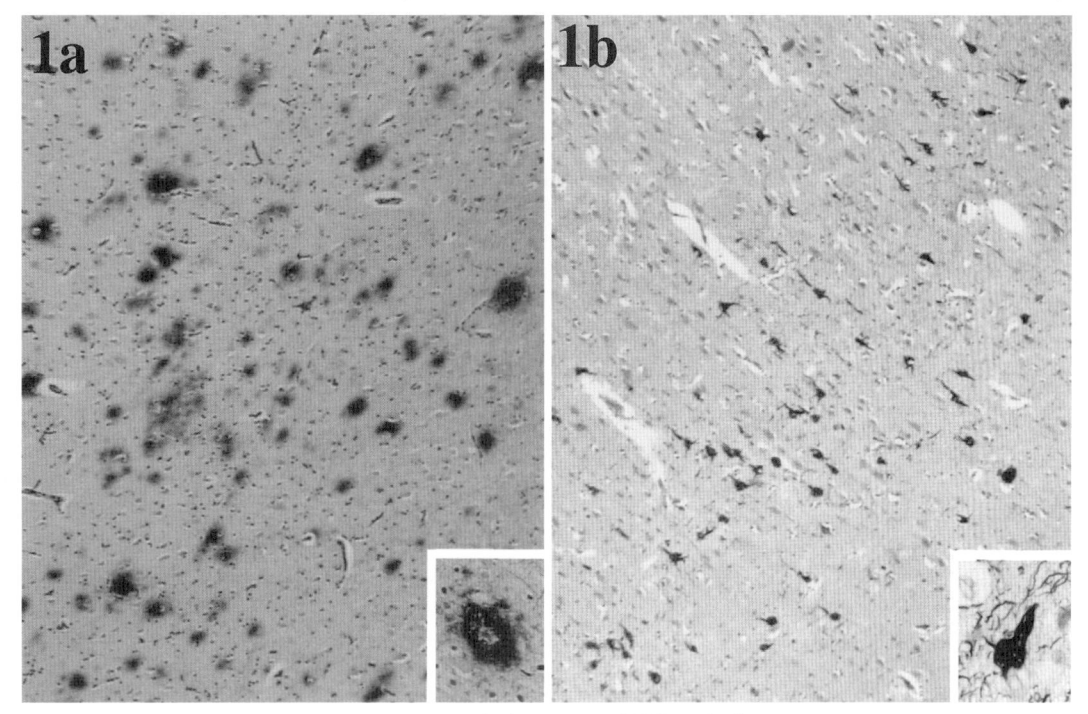

図1　老人斑（1a）と神経原線維変化（1b）

白とリン酸化タウ蛋白が異常に蓄積してくる疾患とみなすことができる。

3．アミロイドカスケード仮説

　現時点において最も信憑性の高い，アルツハイマー病の発生機序に関する仮説としては，アミロイドカスケード仮説を挙げることが出来る．この仮説によると，アルツハイマー病は，アミロイドβ蛋白の蓄積を最初の原因として，次にリン酸化タウ蛋白の蓄積につながり，それがさらに神経細胞の消失に進み，痴呆が出現するという流れが想定されている．この仮説の根拠としては，家族性アルツハイマー病で認められる遺伝子異常は今のところすべて，アミロイドβ蛋白に関係した蛋白質の遺伝子異常であるという事実や，50歳以上になるとほぼ確実にアルツハイマー病の病理を示すダウン症患者の剖検脳を年齢ごとに調べていくと，やはりアミロイドβ蛋白の蓄積が，リン酸化タウ蛋白の蓄積に先行して認められる，といった事実が挙げられる．

4．最近のトピックス

　アルツハイマー病研究における，最近のトピックスについて，ここでは3つ取り上げて簡単に述べることとする．まず，アミロイド前駆体蛋白からアミロイドβ蛋白が作られる過程で働く，βセクレターゼとγセクレターゼについて，次に，最近治療上も大きな話題となっているアミロイドβ蛋白のワクチン療法について，最後に，アミロイド蛋白と並んで重要視されているタウ蛋白に関して，アイ

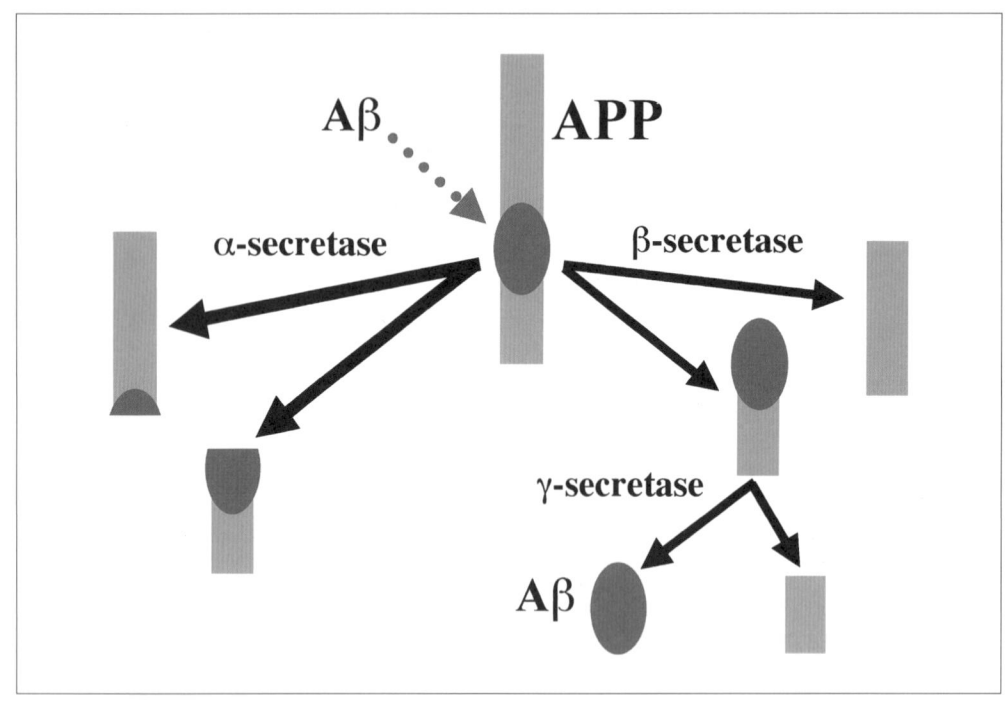

図2 アミロイド前駆体蛋白（APP）からアミロイドβ蛋白（Aβ）が作られるまで

ソフォームの問題を取り上げる．

5．βセクレターゼとγセクレターゼ

　まず，アミロイド前駆体蛋白からアミロイドβ蛋白が作られる過程で働くβセクレターゼ，γセクレターゼである．アミロイドβ蛋白は，アミロイド前駆体蛋白（Amyloid Precursor Protein：APP）から作られるということは以前から知られていた．この APP は細胞膜に存在する蛋白質であり，その一部分がアミロイドβ蛋白に相当する．
　APP が分解される場合，一般的には図2のように APP にαセクレターゼという酵素が働いて，APP に含まれるアミロイドβ蛋白の部分が2つに切断されてしまうため，アミロイドβ蛋白は産生されないことになる．一方，APP にβセクレターゼが働いた場合には（どういう場合に，このβセクレターゼが主に働くのかはまだ分かっていないのであるが），丁度アミロイドβ蛋白の端の部分で，APP が切断されることになる（図2）．そしてさらにβセクレターゼで切断された残りの部分にγセクレターゼが作用して，アミロイドβ蛋白が切り出されてくる（図2）．
　ただ，注意しておく必要があるのは，これらの酵素にはαセクレターゼやβセクレターゼ，あるいはγセクレターゼという名前はついていたのであるが，実際のところ，どのような蛋白であるかについては最近まで分かっておらず，いわば仮の名前として，αセクレターゼとかβセクレターゼという名称が付いていたのである．それが，最近こうした酵素の実体が明かとなった．
　βセクレターゼについては，BACE と呼ばれる蛋白がその本体であったという事実が明らかとな

り[2]，一方，γセクレターゼについては，プレセニリンを含めた4つの蛋白質の複合体がγセクレターゼそのものであったという事実が判明した[3)4]。これは，ある意味では首肯できる結果であった。というのも，家族性アルツハイマー病を引き起こす遺伝子として最も頻度が高いのが，プレセニリンの遺伝子異常だったのであるが，つい最近までプレセニリンが何をしている蛋白質なのかがはっきりしていなかった。それがγセクレターゼの主要な構成成分であった，ということが明らかとなったことで非常にすっきりした，というのが多くの人の実感であろう。

6．アミロイドワクチン

次は治療上，大きな話題となっているアミロイドβ蛋白によるワクチン療法について触れる。話はまず，マウスでの実験から始まる。99年，アミロイドβ蛋白自体を用いたワクチン療法が，アルツハイマー病のモデルマウスに有効という報告が行われた[5]。これはAPPの遺伝子異常を組み込んだマウスにおいて，アミロイドβ蛋白を用いたワクチンを接種すると，アミロイドβ蛋白の沈着を予防することができたという事実と，さらに衝撃的だったのは，ワクチンを打つことで一旦脳内に沈着したアミロイドが減少したという事実であった。この時点まで，多くの研究者は脳内に異常蓄積したものがまた溶けて消えてしまうということはあまり考えていなかっただけに，この沈着したアミロイドβ蛋白が減少したという報告は画期的であった。

この結果を受けて，すぐに人間に対する治験が開始されたが，対象者に脳炎様の症状が出現したために，この治験自体は中止となった。最近，その時に脳炎様症状を呈し，死亡した患者の剖検所見が報告された[6]。

その報告によると，脳の白質にアレルギー性の機序によると思われる病変が拡がっていたが，本来の問題であったアミロイド沈着に関しては，大変興味深いことに，血管壁のみにアミロイドβ蛋白の沈着がみられ，周囲の大脳皮質には全くアミロイドの沈着がみられない部位とか，大脳皮質のなかでも深層だけに沈着がみられて，浅層には沈着がみられない部位があるなど，普通のアルツハイマー病患者の剖検脳にはあまり見られない所見が認められた[6]。また，老人斑の数やアミロイド沈着の程度を，一般的なアルツハイマー病の症例と比較しても，明らかに側頭葉や帯状回では沈着量が極端に少なくなっており，これは人間脳でも，沈着したアミロイドの一部が溶けだしたのではないか，という可能性を示唆している[6]。恐らく，副作用のないアミロイドワクチンの開発が，アルツハイマー病の治療上は現在最もホットなテーマであろう。

7．FTDP-17

タウ蛋白に関しては，異常蓄積するタウ蛋白が過剰なリン酸化を受けているという事実はよく知られている。リン酸化に関与している酵素が重要と考えられ，そうした酵素に関する研究は盛んに行われている。ただ最近，この数年で明かとなった重要な事実として，タウ蛋白のアイソフォームに関する知見がある。が，その前にFTDP-17について簡単に述べておく。

今まで述べてきたように，アミロイドβ蛋白の重要性が明らかとなってくるに従い，タウ蛋白の重

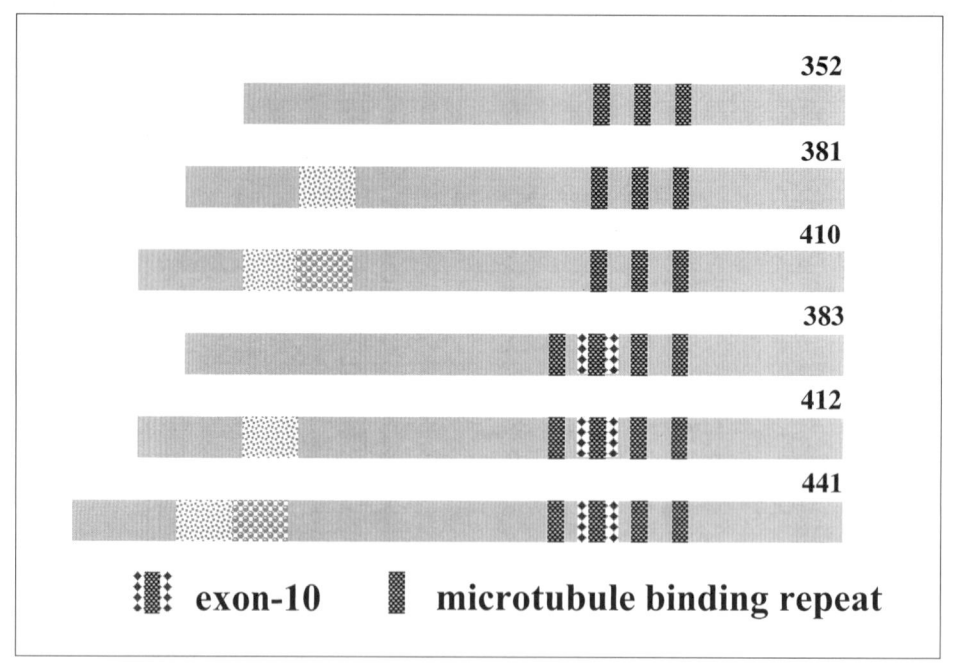

図3　タウ蛋白：6つのアイソフォーム

要性は軽視されがちになっていたが，このFTDP-17の発見によって，タウ蛋白も非常に重要であることが再認識された。このFTDP-17という言葉は，当初，家族性に，パーキンソニズムを伴う前頭側頭型痴呆を呈する家系で，17番染色体に原因となる遺伝子が存在する家系のことをまとめて名付けた名称である[7]。名前が付いた段階では原因遺伝子は不明であったが，その後17番染色体にのっているタウ蛋白の遺伝子異常が原因ということが明らかとなった。つまり，タウ蛋白の遺伝子異常だけで，アミロイドとは無関係に，痴呆などの変性疾患が起こりうるということが明らかになったのである。

8．タウ蛋白のアイソフォーム

　タウ蛋白には，エクソン2，3，10の有無により，図3のように6つのアイソフォームが存在する。アイソフォームの違いというのはいわば，構成部品の違いである。つまり，エクソン2，3，10というそれぞれの部品があるかないかで，6つの微妙に違った製品ができてくるのである。ここでポイントになるのは，エクソン10という部品が入っているかいないかである。タウ蛋白には，微小管結合部位と呼ばれる大切な働きをする部位がある。エクソン10が入っているアイソフォームでは微小管結合部位が4カ所あり，エクソン10が入っていないアイソフォームでは，微小管結合部位は3カ所しかない。つまり，6つのアイソフォームの内，上の3つは微小管結合部位が3つなので，3リピートタウと呼ばれ，下の3つでは微小管結合部位が4カ所あるので，4リピートタウと呼ばれる（図3）。この違いが重要だということが最近分かったのである。
　この3リピートタウと4リピートタウは正常の成人脳では約1：1の割合で存在する。しかし，様々な疾患，タウが脳内に異常蓄積する疾患はまとめて，タウオパチーと呼ばれているが，アルツハイマー

病，ピック病，皮質基底核変性症，進行性核上性麻痺などでは，溶けなくなって蓄積しているタウ蛋白について，この3リピートタウと4リピートタウの比が疾患ごとに違っているという事実が明らかとなった。

つまり，進行性核上性麻痺や皮質基底核変性症では，不溶性になって異常に蓄積しているのは，主に4リピートタウであり，一方，アルツハイマー病では3リピートタウと4リピートタウの比がほぼ1：1のまま蓄積しており，ピック病では，つい最近までは主に3リピートタウが蓄積しているとされていたが，どうもピック病では3リピートと4リピートの比に関してもいろいろなパターンがあるらしいと言われている[8]。このように，疾患ごとにかなり綺麗にパターンが異なっているということは予想外のことであった。また，こうした3リピートと4リピートの比が崩れること自体が，病気を引き起こす場合があることも明らかとなっている。ただ，どうして疾患ごとに3リピートタウと4リピートタウの比に違いが出てくるのかは，これからの検討課題である。

9．アルツハイマー病に関するその他の話題

さて，ここまででアルツハイマー病の基礎研究における大きな話題を3つ述べてきたが，それ以外のテーマについても簡単に触れておく。

ApoE蛋白の遺伝子多型がアルツハイマー病発症の危険性と大きな関連を持っていることは，以前からよく知られている。どうしてコレステロール代謝に関係していると考えられるApoE遺伝子がアルツハイマー病と関連するのかは未だにはっきりしていないが，最近，コレステロールを下げる薬を内服していると，アルツハイマー病になりにくいという報告が相次いだ[9)10)11]。これがコレステロールを下げた影響なのか，それとも何か別の作用によるのか，などは現時点では不明であるが，日本でも既に，アルツハイマー病の治験に入っている薬もあり，有望視される薬物の1つである。

また，NSAIDsに関しては，内服している人がアルツハイマー病になりにくいという報告は多くみられるものの，実際に前向き研究を行うと有意差が出てこない，という報告が多い。こうした結果の解離をどう解釈するかは，その作用機序の解明とともに今後の課題である。

さらに，臨床的な見地からは，如何に早期のアルツハイマー病を診断するか，ということも大きな課題である。つまり，病気が早期であればあるほど，治りやすいと考えることは簡単な道理であり，そのためにも如何に早期にアルツハイマー病を正確に診断するか，ということは非常に重要な課題である。Mild cognitive imapairment（MCI）という概念もそうした早期発見を目指した概念と理解することが可能であるが[12]，定義等に関しても批判が多く，現時点ではMCIという概念を無批判に使用することには問題が多い。

また，脳血流SPECTに関しても，アルツハイマー病，特に若年発症のアルツハイマー病では，後部帯状回の血流低下は比較的特異的な所見と考えられている[13)14]。また髄液所見に関しても，タウ蛋白，特にリン酸化タウ蛋白の上昇とアミロイドベータ蛋白の低下が報告されている。こうした所見もアルツハイマー病を如何に早期に発見するかという視点から見ると，その研究の意味を正しく捉えることができる。

III. 血管性痴呆

1. 頻度および診断の難しさ

　最初に疫学的研究を取りあげる。愛媛大学が行った中山町での臨床疫学研究では，血管性痴呆の頻度は痴呆全体の47％と，約半数を占めている[15]。これは血管性痴呆の頻度が多いという報告であるが，この調査で用いられた血管性痴呆の診断基準はDSM-IV＋頭部CT所見であった。一方，東北大学が行った田尻町での臨床疫学研究では，血管性痴呆の頻度は20％以下という結果となっている[16]。用いられている血管性痴呆の診断基準はNINDS-AIRENである。どうして，こんなに頻度が異なるのか，ということは大きな疑問である。それに対する解答としては，用いられている診断基準が異なるからではないか，と考えられる。

　そこで，世界的に広く用いられている血管性痴呆の診断基準4つを比較検討した報告を見ると，痴呆の患者さん167人に4つの診断基準を当てはめて診断してみると，DSM-IVでは27％の人が血管性痴呆となり，一方一番厳しいNINDS-AIRENの基準を適用すると7％の人しか，血管性痴呆と診断されない，という結果であった[17]。つまり，血管性痴呆の頻度は，用いる診断基準によってかなり異なってしまうのである。

　血管性痴呆の診断というのは，脳硬塞があり痴呆があればそれで診断が付く，と比較的簡単に考えられている向きも少なくないが，実際にはかなり診断が困難な疾患であると考えられる。

2. 治療

　血管性痴呆にドネペジルを用いた臨床研究が報告されている[18]。全部で900名近くの患者を，プラセーボ群とドネペジル5mg群，ドネペジル10mg群の3群に分けて約半年間，比較した研究である。その結果，ADAS-cogという認知機能をみるテストで経過を見た場合でも，またMMSEという，より簡便なスクリーニングテストで経過を見た場合も，ドネペジルを内服している群の方が有意に点が良いという結果となった。他にも，同様の結果を示す報告が続いており[19]，血管性痴呆の人にもドネペジルは有効と考えられる。

IV. レビー小体型痴呆

1. レビー小体型痴呆とは

　最後に，レビー小体型痴呆について述べる。レビー小体型痴呆とは何か？

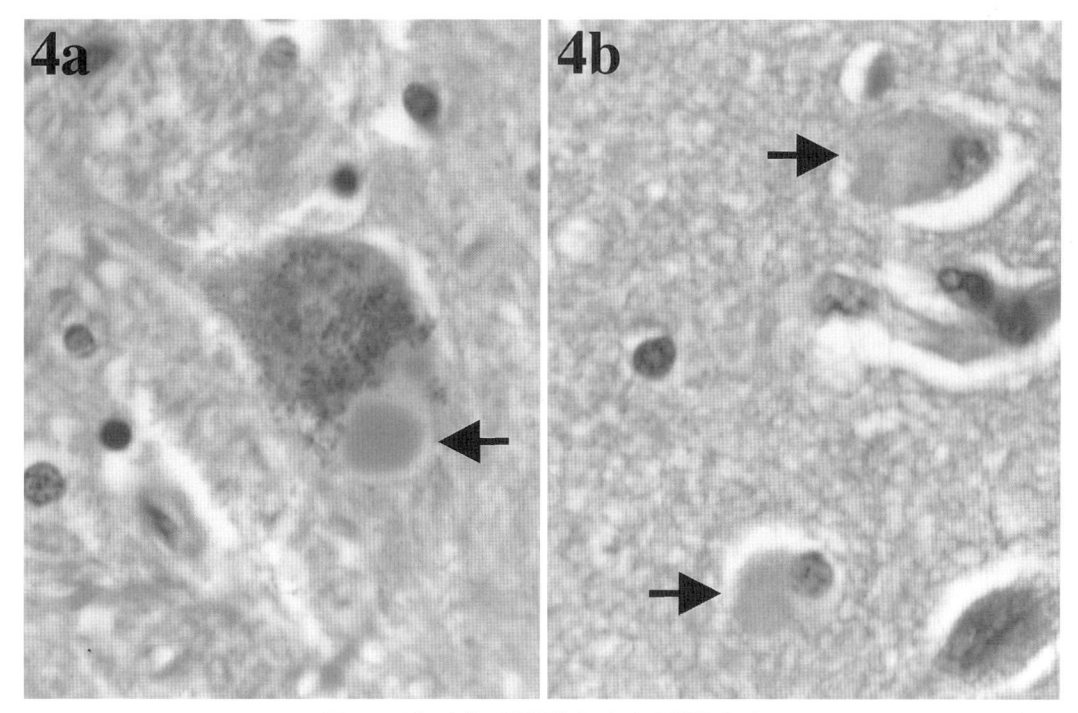

図4　レビー小体：脳幹型（4a）と皮質型（4b）

　図4にレビー小体を示した。左が脳幹型レビー小体であり，右が皮質型レビー小体である。定義からいえば，レビー小体型痴呆とはこうしたレビー小体が脳幹と大脳に多数認められる疾患ということになる。よく知られているように，パーキンソン病は脳幹にレビー小体が多数出現する疾患であり，レビー小体型痴呆は，パーキンソン病と同一スペクトラムに属する疾患と考えられる。
　さらに最近，レビー小体の主要な構成物質がαシヌクレイン蛋白であることが明らかとなり，現時点では，パーキンソン病は，主に脳幹にαシヌクレイン蛋白が異常蓄積する疾患，レビー小体型痴呆は脳幹に加えて，大脳にまで，αシヌクレイン蛋白が異常蓄積する疾患と考えられる。ただ，この疾患が複雑なのは，パーキンソン病と同一スペクトラムに属する疾患というだけでなく，アルツハイマー病とも関連を有するという点である。具体的に述べると，レビー小体型痴呆の剖検脳には，アルツハイマー病と診断されるほどではなくても，アルツハイマー病と同じ異常，つまり病理でいえば老人斑や神経原線維変化，蛋白質で言えばアミロイドβ蛋白とリン酸化タウ蛋白の異常蓄積を伴っていることが少なくない。レビー小体型痴呆がアルツハイマー病変を合併しやすいという事実の持つ意味は今後の検討課題である。

2．疫　学

　レビー小体型痴呆についても，やはり疫学と，診断，治療について，簡単に触れる。
　まず頻度であるが，病理診断で痴呆性疾患の頻度を検討した9つの研究を比較した報告では，レビー小体型痴呆は血管性痴呆よりも頻度が多い傾向が認められている[20]。日本でも，剖検脳での頻度

表 1　レビー小体型痴呆（DLB）の臨床診断基準

1. 正常な社会的あるいは職業的機能に支障をきたす程度の進行性認知機能障害の存在
   記憶障害は初期には目立たないこともあるが，通常，進行とともに明らかとなる。また，注意や前頭-皮質下機能，視空間の障害が目立つこともある。
2. 中核症状：Probable DLB の診断には 2 項目が，また，Possible DLB の診断には 1 項目が必要
   a．注意や覚醒レベルに著明な変化を伴う認知機能の変動
   b．現実的で詳細な内容を有し，繰り返される幻視
   c．（薬物に依らない）パーキンソニズムの出現
3. 診断を支持する症状
   a．繰り返す転倒
   b．失神
   c．一過性の意識障害
   d．抗精神病薬への過敏性
   e．系統的な妄想
   f．幻視以外の幻覚
4. 以下を満たす場合には DLB という診断の可能性は低くなる
   a．局所性神経徴候や画像で裏付けられる脳血管障害の存在
   b．臨床像を説明しうる身体疾患や他の脳病変の存在

（文献 20 より，一部改変）

をみると，血管性痴呆とレビー小体型痴呆の頻度はほぼ同等との報告もある[21]。ところが，臨床診断でのデータをみると，レビー小体型痴呆の頻度は血管性痴呆に比べて非常に低くなっている[15)16]。このことは，レビー小体型痴呆の患者さんの多くが，レビー小体型痴呆とは診断されていない可能性を示唆している。つまり，レビー小体型痴呆は決して，少なくはないが，その多くはアルツハイマー病や血管性痴呆と診断されており，レビー小体型痴呆とは必ずしも診断されていない可能性が高い。

3. 診　断

　ではレビー小体型痴呆を実際に臨床診断するにはどうするのか。
　表1が現在世界的に受け入れられているレビー小体型痴呆の診断基準であるが，特に核のなる症状を挙げれば，認知機能の変動と，幻視とパーキンソニズムの3つとなる。この3つのうち，2つがあれば，probable DLB，1つあれば possible DLB と診断される[22]。
　この疾患が重要なのは，転倒の危険が高いこと，妄想などを呈することも多いが，抗精神病薬に非常に過敏であり，副作用が出やすいことにある。
　ただ，この診断基準にも現時点では，大きな限界がある。この診断基準は sensitivity が低い，つまりレビー小体型痴呆の患者の多くをレビー小体型痴呆と診断することができない，という事実である[23]。つまり，この診断基準を用いたとしても，拾いすぎるのではなくて見落としてしまいやすいことになる。

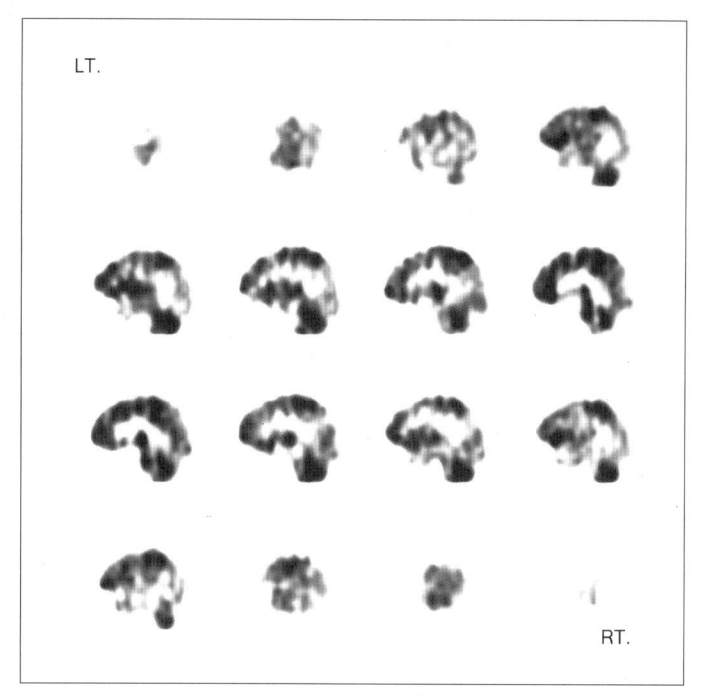

図5　レビー小体型痴呆：脳血流 SPECT

4．診断基準以外の症候

　このように現在のレビー小体型痴呆の診断基準はまだまだ不十分なものであるため，より診断精度をあげるための研究が多く報告されている．それらの研究のうち，幾つかについて簡単に触れる．まず，レム睡眠関連行動障害であるが，こうした障害を呈する痴呆患者の多くが，レビー小体型痴呆と言われている[24]．また，いろいろ詳しいテストをして，アルツハイマー病とレビー小体型痴呆を臨床的に鑑別しようとする研究は多いのであるが，詳しいテストでは，実際の臨床現場では役立ちにくい．最近，MMSE のような簡便な検査を用いて，アルツハイマー病とレビー小体型痴呆との鑑別に役立てようという報告もみられており，興味深い[25]．

5．検査所見

　図5は脳血流スペクトの画像である．病理診断でレビー小体型痴呆が確定している患者の生前にとられた脳血流 SPECT 矢状断である．注目すべきは，小脳の上，後頭葉辺りの血流が落ちているという所見である．アルツハイマー病も後方型痴呆と呼ばれるように大脳の後方部分の血流が落ちるが，血流低下は頭頂葉に目立ち，後頭葉は比較的血流が保たれることが多い．この後頭葉の血流低下は，レビー小体型痴呆の患者さんで，特に幻視を有する方では，よく認められる所見とされている[26]．

6. 治　療

レビー小体型痴呆の患者を対象とした多数例での二重盲験での報告はまだみられていないが，ドネペジルが有効な症例が比較的多いことは知られており，レビー小体型痴呆の患者さんの，特に幻視や認知機能の変動にはドネペジルが有効な場合が多いことが報告されている[27]。

V. おわりに

痴呆性疾患に対する研究がさらに進展し，痴呆性高齢者への治療が大きく変貌し，治療可能な疾患となることを願ってやまない。

文　献

1) Kukull WA, et al：Dementia and Alzheimer disease incidence：a prospective cohort study. Arch Neurol 59 (11)：1737-1746, 2002
2) Vassar R, et al：Beta-secretase cleavage of Alzheimer's amyloid precursor protein by the transmembrane aspartic protease BACE. Science 286 (5440)：735-741, 1999
3) Takasugi N, et al：The role of presenilin cofactors in the gamma-secretase complex. Nature 422 (6930)：438-441, 2003
4) Edbauer D, et al：Reconstitution of gamma-secretase activity. Nat Cell Biol 5 (5)：486-488, 2003
5) Schenk D, et al：Immunization with amyloid-beta attenuates Alzheimer-disease-like pathology in the PDAPP mouse. Nature 400 (6740)：173-177, 1999
6) Nicoll JA, et al：Neuropathology of human Alzheimer disease after immunization with amyloid-beta peptide：a case report. Nat Med 9 (4)：448-452, 2003
7) Foster NL, et al：Frontotemporal dementia and parkinsonism linked to chromosome 17：a consensus conference. Ann Neurol 41 (6)：706-715, 1997
8) Zhukareva V, et al：Sporadic Pick's disease：a tauopathy characterized by a spectrum of pathological tau isoforms in gray and white matter. Ann Neurol 51 (6)：730-739, 2002
9) Wolozin B, et al：Decreased prevalence of Alzheimer disease associated with 3-hydroxy-3-methyglutaryl coenzyme A reductase inhibitors. Arch Neurol 57 (10)：1439-1443, 2000
10) Jick H, et al：Statins and the risk of dementia. Lancet 356 (9242)：1627-1631, 2000
11) Rockwood K, et al：Use of lipid-lowering agents, indication bias, and the risk of dementia in community-dwelling elderly people. Arch Neurol 59 (2)：223-227, 2002
12) Petersen RC, et al：Mild cognitive impairment：clinical characterization and outcome. Arch Neurol 56 (3)：303-308, 1999
13) Johnson KA, et al：Preclinical prediction of Alzheimer's disease using SPECT. Neurology 50 (6)：1563-1571, 1998
14) Kogure D, et al：Longitudinal evaluation of early Alzheimer's disease using brain perfusion SPECT. J Nucl Med 41 (7)：1155-1162, 2000
15) Ikeda M, et al：Increased prevalence of vascular dementia in Japan：A community-based epidemiological. Neurology 57 (5)：839-844, 2001
16) Meguro K, et al：Prevalence of dementia and dementing diseases in Japan：the Tajiri project. Arch Neurol 59 (7)：1109-1114, 2002

17) Wetterling T, et al : Comparison of different diagnostic criteria for vascular dementia (ADDTC, DSM-IV, ICD-10, NINDS-AIREN). Stroke 27 (1) : 30-36, 1996
18) Pratt RD, et al : Donepezil-treated patients with probable vascular dementia demonstrate cognitive benefits. Ann N Y Acad Sci 977 : 513-522, 2002
19) Wilkinson D, et al : Donepezil in vascular dementia : A randomized, placebo-controlled study. Neurology 61 (4) : 479-486, 2003
20) Barker WW, et al : Relative frequencies of Alzheimer disease, Lewy body, vascular and frontotemporal dementia, and hippocampal sclerosis in the State of Florida Brain Bank. Alzheimer Dis Assoc Disord 16 (4) : 203-212, 2002
21) Akatsu H, et al : Subtype analysis of neuropathologically diagnosed patients in a Japanese geriatric hospital. J Neurol Sci 196 (1-2) : 63-69, 2002
22) McKeith IG, et al : Consensus guidelines for the clinical and pathologic diagnosis of dementia with Lewy bodies (DLB) : report of the consortium on DLB international workshop. Neurology 47 (5) : 1113-1124, 1996
23) McKeith IG, et al : Dementia with Lewy bodies. Semin Clin Neuropsychiatry 8 (1) : 46-57, 2003
24) Boeve BF, et al : REM sleep behavior disorder and degenerative dementia : an association likely reflecting Lewy body disease. Neurology 51 (2) : 363-370, 1998
25) Ala TA, et al : The Mini-Mental State exam may help in the differentiation of dementia with Lewy bodies and Alzheimer's disease. Int J Geriatr Psychiatry 17 (6) : 503-509, 2002
26) Pasquier J, et al : Value of (99 m) Tc-ECD SPET for the diagnosis of dementia with Lewy bodies. Eur J Nucl Med Mol Imaging 29 (10) : 1342-1348, 2002
27) 藤澤嘉勝, 他：幻視を含むせん妄様症状に対して塩酸ドネペジルが有効であったレビー小体型痴呆が疑われた4臨床例．精神科治療学17 (10)：1299-1305, 2002

（寺田整司・黒田重利）

Q&A

Q

　精神療法において人生を回想すること，振り返ること，回想を促すということがいかに，またあるいはなぜ，その人の精神的健康に役に立つのだろうというふうにお考えになっておられるのでしょうかということですが，発表でも触れられておられましたが，臨床的実感として先生方はそのことをどのようにお考えなのか教えてもらいたいのです。

（一丸藤太郎）

A-1

ありのままの事実を回想するということ

　まず臨床の場では，子供時代の楽しい経験を想起することが困難となっていらっしゃる方々が多いのを実感しています。詳細に子供時代からの成長過程を記憶していらしても，例えば，＜おかあさんとの楽しい思い出はどんなことでしょうか？＞などの問いにはなかなか答えが返ってまいりません。「母が働く姿は思い出せるのですが・・，迷惑をかけないように，お手伝いをしました・・」とか，「母は弟の世話をしていたので，私のことはあまりかわいくはなかったと思います・・」などといった答えはよくきかれます。子供時代の記憶を楽しい経験としては想起できず，ご自分なりの視点，理性的な解釈が伴っているのを感じます。それをお聞きするたびに，現在は大人になっていらっしゃるとはいえ，子供時代の子供の視点，想像を超えた細やかな気配りや感性に驚嘆せずにはいられません。

　一丸先生がおっしゃるように，子供時代のつらい記憶のために，あるいは一生懸命に親の期待に応えようと頑張りすぎてきたために，楽しい思い出の想起が困難なのか，あるいは，現在のお気持ちがとてもつらいために想起ができないのか，過去と現在のどちらの気持ちを反映して記憶の回想が困難となっているのかはわかりません。どちらにせよ，記憶を回想するときには，その当時の感情と現在の感情の少なくとも2重の感情のフィルターが回想には伴っているようです。

　そして確実にいえることは，気持ちが安定し，こころの状態が改善するにつれ，楽しい思い出を想起できるようになることを臨床の場でいつも感じております。

　本文中にも述べさせていただきましたが，人生を振り返るときに重要なのは，ある偏りをもって人生を振り返るのではなく，まんべんなく，多面的に楽しいこと，うれしいこと，つらいこと，かなしいことなど，すべての経験を回想するということです。自分のこれまでの人生を時間という距離を経て，その時の感情や状況もありのままに受け止めるということが，人生の回想作業には大切に思えます。これは簡単そうに見えてなかなか厄介な作業のようにも思えます。恥ずかしさや，悲しみなどの

ネガティブな情動体験を再度経験することもありえるからです。しかし，一方で人生を回想し，同じ感情が永遠に続くものではないということや，嫌な感情もいい感情もあった，辛いときも楽しいときもあったと知ることで，困難を克服することは容易ではないけれど，同様に絶対に脱出出来ない暗闇とも違うことなどを発見することにもなります。ヒトの成長はこの繰り返しによってなされているに違いありません。過去の経験を振り返るということは，その事実を変更することは出来ないけれど，その経験を経て現在があると知ることでもあるからです。記憶における気分一致効果の研究は，同じような気分のときに，記憶の再生率が高まるという報告をしていますが，記憶の再生と情動や感情の働きは密接に関連しているということでもあります。ですから，偏りなく記憶を回想するという作業は，常に何らかの感情と結びついて記憶されやすいという意味で案外至難の業です。

ところで，辛さや恥ずかしさ，悲しさといったネガティブな情動経験と，楽しく幸せなといったポジティブな情動経験が私たちの心に及ぼす影響については，ポジティブな情動経験が行動に対するやる気を起こし，動機付けを高めるといわれていますし，ネガティブな情動体験が抑うつ感を招き，ストレス感を高めるともいわれています。同じ情動体験でありながら，ヒトのこころに及ぼす効果はまるで正反対の効果を及ぼすようです。すなわち，ネガティブな経験による抑うつ感などは，不安や葛藤状態を引き起こし，関心をそのことに捉われやすくし，私たちの能力そのもの，すなわち日常の行動へ向かわせる気力や，能力を狭める傾向があり，反対に，ポジティブな情動体験は，喜びや，夢を実現させたいという可能性を広げる働きをもつようです。ポジティブな感情をもてるようになると，こころに解放感が生まれ，楽しい記憶の回想も可能となるということかもしれません。愛された記憶というのは，まさにそのポジティブな情動のもっとも出発点にあるような基本的な情動体験です。

愛着関係については，ヒトや動物を対象にした多くの発達研究や，ヒトが自分の夢や希望を達成させるための欲求を論じた研究によって，精神的安定や成長因子として重要な要因となっていることが指摘されています。内観体験は，その愛情体験の想起を出発点として，まず安定感や安心感を得ながら自分を受け入れ，事実を事実として受け入れるあるがままに生きることを学ぶ体験過程であると思われます。さらに，＜愛された体験＞の回想によって過去に＜受け入れてもらっていたという事実＞を再確認し，同時に自分が辿ったこれまでの軌跡を面談者に傾聴していただくことで，内観する場で受容されていくといった2重の愛情の強化過程でもあります。こうして次第に視点を自分から他者へと移し，世の中のありのままの事実，すなわち物の見方には必ず，表と裏，光と影，病気と健康，自分と他者などといった少なくとも双方向からの視点があるという気付きを経験し，見えている面だけではなく，見えない面によって事物の関係や存在物が構成されているという気付きに至るのではないでしょうか。当然のことながら，自分という存在に限っても，わたしらしさという固有の輝きと同時に，欠点や未熟な至らなさもあるわけで，それに対する気付きも生まれるわけです。辛い思いや悲しい思いも，また病気でいるときの状態も否定すべきものでなく，また自分をどうにかしてしまいそうなほど大変な厄介なものではないという事実，時間という経過の中で感情の波も変化しているという気付きや，自分に出来ることと，出来ないことを知り，しかし，確実に自分はそこに存在するという尊厳と同様に，他者もそうした存在であるということに気付く体験療法ではないかと感じております。

あるがままを受け止めるということは，何もしないということではなく，できることをするということでもありますし，例えば，精神的につらくなったときには，病気の状態をしっかり受け止めて休

養をとればいいわけですが，こころの健康を損ねると＜こころという実態の掴みがたいもの＞であるばかりに，こんな状態ではいけないと焦る傾向があります。実態のない恐怖感は，不安や焦燥感を煽るという悪循環にもなります。＜元気そうに見えるだろう自分をヒトはどう思うだろうか＞，この気持ちがさらに拍車をかけたりもします。しかし，ヒトに出来ないことの一つに，＜他者のこころを知る＞，＜他者の気持ちを変えようとする＞ということも含まれます。あるがままとは自分に今できることをするということです。精神的な健康を維持するための基本にあることをまさに強化する精神療法であると考えるわけです。

　今回は内観者に焦点をあて内観療法の構造を単純明快と申し上げましたが，構造の一部とも言える＜ひたすら傾聴される面談者の役割＞は大変に重要で精神的鍛錬と経験を要し，この役割は安易にできるものではないことを付記させていただきます。半ば強制的な内観風のかかわりによって，楽しい記憶の回想がさらに困難になった方々との出会いもありました。熟達した面談者の前で語り，面談者に傾聴していただくことで，こころの安定と気付きは深まり，語ってよいのだという安心感を得るのであろうと思います。ありのままを否定されない経験というのは非常に重要です。
　また，認知機能という点からは，認知能力が充分に機能するためには，各機能を満遍なく活用することが重要で，思い出したくないという強い否定や，不安などに捉われ過ぎた状況は認知機能の成長には芳しい状況ではないと思われます。内観によって得られたこころの安定は認知機能に当然反映されることは本文中に考察したとおりです。

　最後に，シンポジウムの機会をいただきました学会長の川原隆造先生，ご指導を賜りました信州大学の巽信夫先生，また，コメンテーターの先生はじめ，諸先生方に多くのアドバイスをいただきました。こころから深謝申し上げます。

(橋本章子)

A-2

　回想法は，個人の人生を振り返るという作業を行う精神療法です。では，人生を振り返ることが，なぜその人の精神療法として意味をもつのでしょうか。痴呆性高齢者に対するグループ回想法の実践から，私が考えるところを述べさせて頂きます。
　ひとつには，エピソード記憶の想起に伴う，情動の再体験による効果というものが考えられます。人生を振り返るということは，その人のエピソード記憶を想起することです。我々は過去の出来事を思い出す際，単に当事の映像や音声だけを思い出すわけではなく，その出来事にまつわる情動も同時に想起します。当時の悲しみや辛さ，興奮や喜びなど，様々な情動がその情景とともに喚起され，当時の気持ちを再体験されます。回想法では，こうしたエピソード記憶に伴う情動の再体験を通じて，個人の心を動かすのだと考えられます。情動の動きが乏しくなりがちな痴呆性高齢者にとっては，こ

うした情動の活発化が，痴呆による抑うつ・不安・自尊心や意欲の低下といった情緒面の問題を解決する糸口になり得ると考えられます。ここに，回想法が精神療法として機能する一つの要素があると思われます。

　二つ目は，過去の体験の今日的視点からの解釈です。回想法では，自らの人生を振り返り，そのときの情動をただ再体験するだけでなく，今日的視点から解釈し直すことができます。私たちは，過去の事実を変えることはできませんが，その出来事の意味を再考し，新しい意味を与えることはできます。たとえば，回想しているそのとき，その人が現在どのような情況におかれているかによって，過去の出来事の意味合いが修飾されます。すなわち，過去の出来事の意味をとらえ直すことで，自らのアイデンティティーを確認し，人生の再評価を行うことができるわけです。この過程が，個人の自尊心の維持・回復に貢献するのではないか，と考えます。

　三つ目は，良い聴き手の存在です。回想法では，個人の過去の回想にしっかりと耳を傾けてくれる人がいるかどうかが，精神療法としての回想が機能するか否かの重要な要素です。聴き手が，高齢者の過去の回想を，「また同じ話を繰り返している」，「もううんざりするほど聞いた」といった態度で聴くと，回想法の持つ治療としての機能は全く働きません。こうした態度は，高齢者の心を傷つけるだけです。また，「それはどうして」，「何でそうしたの」と，尋問するかのような聴き方や，「こうした方がもっと良かったのに」と，個人の人生を批評するかのような態度で聴くことも避けるべきです。高齢者の回想を聴くには，ありのままを受け入れる姿勢が必要です。回想法では，個人の人生の歴史に対して無条件の敬意を払うことが前提となります。そのうえで，聴き手である治療者は，高齢者の過去の回想を，心理療法の基本を踏まえ，共感的，受容的な態度で傾聴し，必要な介入を適宜行っていくようにします。こうすることで回想が治療として成立します。

　治療者以外の聴き手の存在も重要です。特に，グループ回想法では，治療者だけでなく，そこに参加する他のメンバーの存在が重要な役割を果たします。例えば，戦争で苦労した経験を語った高齢者に，戦争経験の全くない若い治療者が「それは大変でしたね」と言ったところで，どれほどの共感を表すことができるでしょうか。このとき，治療者を助けてくれるのが，他のメンバーです。もしもメンバーのなかに，同じような戦争経験のある人がいたら，「たしか○○さんも終戦後しばらく抑留生活を送られたのですよね」と問いかけます。この問いかけに，その経験者が「あれは大変でしたなぁ」と答えたとします。たぶん，この一言は，治療者が決して真似できないほどの共感の言葉となって，戦争経験を回想するメンバーの心に届くはずです。知識として知っているからではなく，経験があるからこそ実感できる苦しみや悲しみを，互いに共有しあえることは，グループ回想法が治療的に機能する大きな要素であると思われます。

　だからといって，「経験がないからわからない，だから共感できない」では，治療者として失格です。治療者は，実際の経験はなくとも，高齢者の回想から伝わる思いを真摯に受けとめ，その出来事の情景をありありと想像できる力を持つべきです。良い聴き手の存在は，回想法が精神療法として機能するための，最も重要な点であると考えています。

（松田　修）

A-3

　私自身の考えであるが，以下のように述べさせていただきたい。

　人間として自分の過去があるし，現在も未来もある。内観療法は人間がもつ記憶の機能を通して，内観3項目を回想することにより，過去を再体験し自分のことを調べる精神療法である。

　中国秦の時代《呂氏春秋》の中に「察今則可以知古，察己則可以知人」という言葉がある。その意味は「今のことを調べることにより昔のことを知るようになる，自分のことを調べることにより，他人ことを知るようになる」である。例えば今の世界と人間社会には戦争や平和があり，競争や助け合うこともあり，昔もおそらく同じ状態であっただろう。自分は人間として欲望も持っているし悩みも持っており，他人も必ず同じであろう。したがって，自分のことを洞察できれば，他人のことも承知できるようになると考えられる。

　人間は欲望があるため他人のことを無視し，自分の都合により考えたり行動したりする傾向がある。一方，過失が生じた場合，自分の罪を許し他人の罪を許さない傾向がある。人間は自己中心的であるため，以上のような偏った行動と偏見を持っていても自覚できない。だからこそ，人間関係の悩み，葛藤などが生じやすくなる。

　川原は内観療法の治療機序について以下のように述べている。内観療法では「事実の再認識」から始まり，これまでの自己に対する解釈の再検討や世界に対する意味付けの再検討「認知の修正」が行われる。このことによって「合理的認知」を修得し「自己発見」に至る。また，情動・基点の変化としては，「内観3項目」により支えられ愛された体験の想起と自己中心的態度の想起から「恩愛感」と「自責感」が生じる。内観者は「恩愛感」を感じることによって，近親者をはじめ他者の存在を認め他者に畏敬の目を向けること，つまり「他者の認識」が可能となり，その結果「他者視点」を獲得することになる。それに，内観者が自己中心性に気づいた時「自責感」を抱くが，そのような自分を見捨てずに愛情を注いできた近親者の行為に感動し，我執に満ちた自己を認識することになる。この「我執の認識」が「我執からの解放」を促す。従って，内観療法に生じた「恩愛感」と「自責感」は人間に欲望をコントロールする力と自己中心性を抑える力を与える。

　中国戦国時代の《孫子兵法》という本の中に「知己知彼，百戦不殆」という言葉がある。その意味は「自分を知り，他人も知れば，百戦戦っても負けることはない。」この言葉は戦争に利用される言葉であるが，我々人間としては，人間社会を生き抜くために，他人を知ること，自分を知ることは必要であり問題を解決する智恵だと考えられる。逆に言うと，お互いに知らないままで接触すると人間関係がうまくいかなければ，悩んだり，落ち込んだり，不快な気分になったり，そして体の調子が悪くなったりする。日本の諺「病は気から」はこのことを端的に言っている。内観療法では，川原が述べているように，内観者が「合理的認知」を獲得することによって，自分と他人に対する客観的な見方ができて，問題を解決する糸口を見つけることが可能である。

　以上のことから，内観療法により我々は客観的な認識を獲得し，人間関係の問題点を知り，より積極的な人間関係を構築できると考える。そして，悩みを解決し，より健康的な精神状態に至ると考える。

（王　紅欣）

あとがき

　本書の内容についてはお読みいただくのが一番であり，ここであらためて解説することは避けたい。筆者は，アルツハイマー病や脳血管性痴呆症，うつ病の患者さんをはじめ，高齢者に対する回想法を実践してきた立場から，編者としてあとがきを執筆する機会を与えて頂いた。回想法は，高齢者を対象とする心理療法であるが，その歴史は浅く，理論的な枠組みが確立しているとは言い難い。このような状況のなかで，今回，シンポジウムにおいて，内観療法と回想法の比較検討という機会を頂いたことはまことに有り難いことであった。ここでは，回想法について若干補足させていただきつつあとがきにかえることをお許しいただきたい。

　いっさいの回想を含まず，現在と未来のみに焦点をあてる心理療法はこの世に存在しない。たとえば認知行動療法は，その治療機序において回想のしめる割合が低くも，現在の問題や困難を語る際にクライエントはいくばくか自らの過去を回想するだろうし，あらゆる治療関係において，患者やクライエントは少なくとも「過去1週間」の出来事や「昨日の気分」の回想をする機会があるだろう。回想が各々のセラピーにおいて持つ意味，回想の扱われ方，回想においてどれくらい過去にさかのぼるかといった事柄，回想のテーマやその制限及び自由度は，個々の患者や療法によって異なる。

　回想法・ライフレビュー（Reminiscence, Life Review）は，その創始者であるロバート・バトラーが，1960年代に回想法を提唱した後に，早期に回想法の臨床実践や研究から離れたこともあって，思い思いの方向に伸び伸びと育っていった自由度が極めて高い方法といえる。これは，回想法の対象が様々な障害や老化による心身の限界を有する高齢者であること，また記憶障害や認知障害を有する痴呆症の高齢者にも試みられることにも依拠する。また，回想法は心理療法としての回想法と同時に，より広範な活動，すなわち「年長者の経験を聴く」，「高齢者が同時代体験を分かちあう」一般的な活動も含む広義の概念を指すようになった。ロンドンにはヨーロッパにおける回想法の拠点があるが，ここでも心理療法としての回想法と，より広義の回想法が交錯している。本書で松田氏がとりあげる痴呆症の対象者への回想法は，言うまでもなく心理療法としての回想法である。このように，心理療法の専門家による心理療法としての回想法は，回想法・ライフレビューの実践の一部を占めるという位置づけにあり，ここにしばしば回想法の理解に対する混乱と誤解が生じている。今後さまざまな角度から整理していくことが課題である。

　回想法は自由度が高い方法だと述べた。しかし，自由度が高いということは，クライエントの生活背景，生活状況，家族，障害のありようによって，あるいは施行する場の性質によって，その都度丁寧にきめ細やかに枠組みや方法を統合的に吟味するということを示すものである。たとえば，アルツハイマー病の人に回想法を施行する際は，アルツハイマー病による認知や記憶の障害の領域や程度と同時に，一人一人の生活背景，これまでのヒストリー，パーソナリティー，家族をはじめとする重要な他者との関係性といった事柄を包括的に見立て，どのようなチャンネルから接近するかを吟味する。その上で，過去の回想の時熟を待ち，クライエントの必然性に導かれつつ，言葉を失いつつある人には，一人一人の心の窓とでもいうべきチャンネルを探しつつ，時に写真，音，香りといった五感刺激

を併用して過去に接近する。過去の回想を聴くことに対する畏れを深く味わいつつ，慎み深い姿勢で，時として逆説的に中核的な方法を留保する，すなわち過去を聞くことは控える。また，実践する場も柔軟に変更することを余儀なくされる。病初期には病院の外来の心理療法室で始めて，病状の変化に伴う心身の機能低下により，外出が不能となった患者の自宅を訪問してベッドサイドで行う例もある。いずれにせよ，回想法を含む心理療法を行う際は，各論としての「・・・療法」の底を流れる心理療法の基本を踏まえた上で行うことが求められる。

　本書は，過去の記憶，回想をふりかえることを手がかりとして重んじる内観療法と回想法がはじめて出会う場である。その貴重な機会をつくってくださった川原教授に心より感謝を申し上げる。心理療法と記憶の問題，あるいは心理療法における回想の諸相やその位置付けといった問題は，心理療法のコアともいうべき重要な課題を含む。内観療法は，枠組みと構造が明確であり，方法や場の設定についても丁寧に吟味されており，回想法とは異なる点が多々ある。一方，過去の記憶を問題の原因としてとらえず，個々人のうち眠る『記憶の治癒力』を最大限に生かそうとする点が回想法と共通する。「自我中心世界の限界」から「非自我領域や死をも包括したコスモロジーへの変容可能性を視座にすえた複眼的対応」（巽信夫）としての内観のめざすところは，回想法が深まるプロセスでもしばしば生じることを経験する。現存する我が国の高齢者のコホートとしての心性に，己を小さくして他者を重んじる志向性が備わっている可能性も否定できない。いずれにせよ，内観療法と回想法は，入り口こそ異なれど出口は通じているとも感じるが，本書を契機に心理療法と記憶について，また内観療法と回想法について，さらなる議論が深まり，何よりも心理療法が，それを求める人々に資するものとして発展することを期待したい。

黒川　由紀子

索　引

あ
愛された記憶の想起　28
アイソフォーム　84
アイデンティティー　50
アクティビティー　54
阿闍世コンプレックス　36
アセスメント　54
アデニル酸サイクラーゼ　77
アミロイドβ蛋白　82
アミロイドカスケード仮説　81
アミロイド前駆体蛋白　82
アミロイドワクチン　83
アメフラシ　76
アルコール依存症　34
アルツハイマー病　54, 80
アルツハイマー病の診断　80
アルツハイマー病の発病率　80

い
依存攻撃的認知　46
依存性　35
一般的回想　41
意味記憶　67
意欲の低下　49

え
エディプス葛藤　34
エピソード記憶　51, 67
えら引っ込め反射　76
遠隔記憶　53

お
恩愛感　5, 40

か
外傷後ストレス障害　70, 71
外傷性記憶　33
回想の限定　3
回想法　32, 38, 49
改訂長谷川式簡易知能スケール　54

海馬　68, 74
解発因　20
我執からの解放　9, 40
我執の認識　9
家族関係の調整　29
可塑性　21
カルシウムチャンネル　76
カルモジュリン　77
感覚刺激　60
換語困難　57
感謝　36
カンデル（Eric Kandel）　76

き
記憶障害　54
記憶の擦り替え　22
記述内観　25
基底外側核群　74
機能の補綴　19
基本構造　4
記銘　66
共感　37
強迫性障害　70
恐怖　71
恐怖条件づけ　69
近親姦　33
勤勉　37

く
空間的条件　5
空想論　34
空の思想　2
グループ回想法　49

け
血管性痴呆　86
血管性痴呆の診断基準　86
言語　54
言語獲得　20
見当識　54

こ
高次な認知機能　30
後頭葉の血流低下　89
後部帯状回の血流低下　85
合理的認知　8
個人回想法　49
個人の尊厳　27
個と個の交流　21
子供の能力　25
コ・リーダー　60
コンテクスト　72
コンテクストによる恐怖条件づけ　72

さ
罪悪感　36
再構成　34
作業限界　22
懺悔心　9

し
視覚記憶　23
時間的条件　5
視空間能力　54
刺激物　59
思考の拡散・拒絶（葛藤）・統合　26
自己成長能力　31
自己調整力　31
自己発見　8, 46
事実の再認識　8
自責感　9, 40
自尊心　64
質問シート　56
始動・抵抗期　47
シナプス　76
社会化　20
社会恐怖　70
集中内観　4, 18, 41
集中内観の治療過程　47

主観的な配慮　30
主観的認知機能低下　26
受容　37
障害プロフィール　54
消去　71, 75
条件づけ　69
状態-特性不安尺度　73
状態不安　42
情動の活性化　51
情動の再体験　49, 50
浄土思想　2
神経原線維変化　80
神経心理検査　26
人生の再評価　49
身体内観　4
心的外傷体験　33
親鸞上人　2
心理的精神的な介入　28
心理療法　30

す
すくみ行動　69
スクワイア　67
スピールバーガー（Spielberger C. D.）　42

せ
精神科医　54
精神的な自立　27
精神分析療法　13, 32
精神療法　50
性的誘惑　33
生物学的成熟　19
制約のない自由　26
絶食併用内観療法（絶食内観療法）　7
セルフ・モニタリング　14
遷延化したうつ症状　25
宣言的記憶　67
前注意過程　23
前頭葉　75
全般性不安障害　70

そ
想起　66

創造性　37
双方向からの視点　29
ソクラテスの知　29

た
対人交流　51
タウ蛋白　84
他者視点　8, 40
他者認知　25
他者の認識　8
楽しい記憶　22
他力思想　2
短期記憶　66, 67
短期集中内観　7
断酒会　35

ち
痴呆性高齢者　49
注意過程　23
注意障害　22
抽象的思考　60
中心核　74
聴覚性驚愕反応　72
長期記憶　66, 67
長期増強　76
治療構造　4, 26
治療的介入　26

つ
辛い記憶　22

て
抵抗　33
定着・終結期　47
手続き的記憶　67

と
洞察・展開期　47
東大式観察評価スケール　61
導入・摸索期　47
特性不安　42
特定の恐怖症　70
ドネペジル　86, 90
鳥大式内観評価表　43

な
内観3項目　1, 39
内観準備段階　26
内観的認知　46
内観法　1, 39
内観療法　19, 32, 39
内観療法の種類　3
内観療法の治療効果　6
内観療法の適応　6
内側眼窩前頭前部　75
中久喜雅文　35
ナルシシズム　35

に
二重拘束　24
日常生活機能　49
日常的認知　46
日本語版 Neurobehavioral Cognitive Status Examination（COGNISTAT）　55
日本版 Wechsler Adult Intelligence Scale Revised（WAIS-R）　54
日本版 Wechsler Memory Scale Revised（WMS-R）　61
認知機能　19
認知能力　25
認知の再構成　14
認知の修正　46
認知の障害　30
認知併用内観療法　7, 41
認知療法　13

の
脳幹型レビー小体　87
脳血流 SPECT　85, 89

は
背側経路　23
パニック障害　70
パブロフ　69

ひ
ピアサポート　51

ピアジェ理論　25
皮質型レビー小体　87
非内観3項目　2
病的罪悪感　9

ふ

不安　49, 71
不安焦燥感　29
夫婦回想法　49
腹側経路　23
腹側内側前頭前野　75
不死のイメージ　35
復帰抑制　23
不問技法　5
古沢平作　36
プレセニリン　83
分散内観　4, 41

へ

扁桃体　68, 74

ほ

保持　66

ま

マゾヒズム　35

み

身調べ　1, 39

む

無条件反射　69

め

面談者の役割　27

も

目撃者の証言　22
森田併用内観療法　7, 41
森田療法　6
問題行動　49

や

野生児　20

ゆ

ユーモア　37
誘惑論　33

よ

良い聴き手　50
抑うつ　49
欲動論　34
吉本伊信　39

ら

ライフレビュー　41
ライフ・レビュー法　32

り

リアリティーオリエンテーション　52
リーダー　60
利他主義　37
良心　36
良性の退行　9
臨床心理士　54

れ

レクリエーション　54
レビー小体　87

レビー小体型痴呆　86
レビー小体型痴呆の診断基準　88
レム睡眠関連行動障害　89

ろ

老人斑　80
ローゼンツァイク（S. Rosenzweig）　43
ロバート・バトラー（Robert N. Butler）　38

わ

ワトソン　69

数字・欧文

3リピートタウ　84
4リピートタウ　84
αシヌクレイン蛋白　87
ApoE　85
βセクレターゼ　82
BACE　82
cAMP-responsibe element-binding (CREB) protein　77
Constructive living　7
FTDP-17　83
γセクレターゼ　82
Masking　24
Mild cognitive imapairment（MCI）　85
Mini-Mental State Examination（MMSE）　54
NSAIDs　85
PF Study　43
STAI　42
TEG　42
YGテスト　42

©2004	第1版発行　2004年9月7日

記憶と精神療法
―内観療法と回想法―

（定価はカバーに表示してあります）

編　著　　川　原　隆　造
　　　　　黒　川　由紀子
　　　　　兼　子　幸　一

検印省略

発行者　　服　部　秀　夫
発行所　　株式会社 新興医学出版社
〒113-0033 東京都文京区本郷6丁目26番8号
電話　03(3816)2853　　FAX　03(3816)2895

印刷　三報社印刷株式会社　　ISBN4-88002-639-5　　郵便振替　00120-8-191625

・本書の複製権・翻訳権・譲渡権・公衆送信権（送信可能化権を含む）は株式会社新興医学出版社が所有します。
・ JCLS 〈(株)日本著作出版権管理システム委託出版物〉
本書の無断複写は著作権法上での例外を除き禁じられています。複写される場合は，その都度事前に(株)日本著作出版権管理システム（電話 03-3817-5670, FAX 03-3815-8199）の許諾を得てください。